Jan Becker
mit Christiane Stella Bongertz

Du kannst
schlank sein,
wenn du willst

Mit Selbsthypnose zum Wunschgewicht

PIPER
München Berlin Zürich

Mehr über unsere Autoren und Bücher:
www.piper.de
Aktuelle Neuigkeiten finden Sie auch auf Facebook, Twitter und YouTube.

Von Jan Becker liegen im Piper Verlag vor:
Ich kenne dein Geheimnis
Du wirst tun, was ich will
Das Geheimnis der Intuition
Du kannst schaffen, was du willst
Nichtraucher in 120 Minuten
Du kannst schlank sein, wenn du willst

Originalausgabe
3. Auflage Januar 2017
© Piper Verlag GmbH, München/Berlin 2017
Illustrationen: Sven Binner, Weßling
Satz: Kösel Media Krugzell
Gesetzt aus Whitman
Druck und Bindung: CPI books GmbH, Leck
Printed in Germany   ISBN 978-3-492-06060-8

Inhalt

Der Mönch und die Mädchen

Ein junger Mann hatte sich nach ein paar wilden Jahren entschieden, sein Leben in Keuschheit und Abgeschiedenheit als Mönch zu leben und den weltlichen Verlockungen den Rücken zu kehren. Er fand ein wunderschönes Kloster, das weitab von der Unruhe der Stadt mitten in herrlicher Natur lag. Bald entdeckte er in der Nähe eine wunderbare Höhle für seine tägliche Meditation. Alles schien perfekt, doch nach einigen Wochen bekam er ein Problem: Plötzlich musste er ständig an seine früheren Freundinnen denken. Er fragte sich, was die Mädchen jetzt wohl machten. Ob sie einen neuen Freund hatten? Dachten sie noch an ihn? Am ärgerlichsten aber war: Vor seinem inneren Auge erschienen alle aufregenden Momente, die er mit ihnen erlebt hatte. Das waren Gedanken, die sich für einen Mönch wirklich nicht ziemten! An Meditation war vor lauter Mädchen im Kopf nicht mehr zu denken.

»Geht weg! Haut ab!«, schrie er innerlich seine störenden Gedanken an, doch sie verzogen sich nicht. Ganz im Gegenteil, hartnäckig besetzten sie sein Kopfkino. Nach einiger Zeit war er so verzweifelt, dass er um Hilfe von oben betete. Die kam prompt, plötzlich hatte er eine Idee: Er wollte sich täglich eine Stunde am Nachmittag für seine unkeuschen Gedanken reservieren, um sich den Rest der Zeit in Ruhe auf seine Atmung und die Meditation konzentrieren zu können. Am nächsten Tag sollte es losgehen. Doch es klappte nicht! Von dem Moment an, an dem er sich morgens hinsetzte, plagten ihn die unzüchtigen Gedanken. Je mehr er versuchte, sie beiseitezuschieben, umso hartnäckiger klebten sie in seinen Gehirnwindungen. Es war zum Verzweifeln! Dann – endlich – war der Moment gekommen: Der junge Mönch durfte denken, was er wollte. Sofort entspannte er sich, und etwas Unerwartetes geschah: Die Mädchen hatten sich aus seinen Gedanken verzogen. Seine Gedanken waren wie ein spiegelglatter, kristallklarer See an einem windstillen Morgen. Ohne eine einzige Störung konnte er seiner Meditation nachgehen ...

Auf diese kleine Geschichte bin ich kürzlich gestoßen, und sie hat mich gleich fasziniert. In ihr steckt universelle Weisheit. Etwa dass man ein Ziel nicht von heute auf morgen erreicht. Auch wenn zunächst alles glatt läuft, wie bei unserem Mönch, können plötzlich Hindernisse auftreten, mit denen man sich auseinandersetzen muss. Das ist sogar sehr wahrscheinlich. Es bringt dann nichts, ein Schild mit der Aufschrift »Hindernisse verboten!« aufzustellen und zu hoffen, dass sich das Problem durch Ignorieren erledigt. Doch genau so versuchen viele Menschen ihre Ziele zu erreichen: auf Biegen und Brechen. Untrainierte quälen sich sofort mit viel zu hartem Training, weil sie einen Marathon laufen wollen, und wundern sich, dass sie plötzlich einen Muskelfaserriss bekommen. Und wer abnehmen will, verbannt meist von einem Tag auf den nächsten unerbittlich sämtliche Genüsse aus seinem Leben. So, wie der Mönch versucht hat, die Gedanken an seine verflossenen Freundinnen zu verdrängen, werden Pralinen, Eis und Kuchen zu Dämonen stilisiert, die es zu meiden gilt. Täglich wird gegen »verbotene« Gelüste gekämpft, was den Appetit darauf nur noch weiter anfacht. Man verzichtet unter Aufbietung aller Willenskraft – und hofft, für die Mühen mit der Traumfigur belohnt zu werden. Doch leider ist das Darben selten dauerhaft von Erfolg gekrönt: Verlorene Pfunde sind nach ein paar Monaten fast immer wieder drauf, und irgendwann folgt dann die nächste Abnehmkur. Und noch eine. Und eine weitere. Und wenn sie nicht gestorben sind, diäten sie noch heute ...

Haben Sie die Nase voll von diesem Teufelskreis, aber den Traum vom Schlanksein trotzdem noch nicht aufgegeben? Dann machen Sie es wie der Mönch: Er hörte auf, mit übertriebenem Perfektionismus auf sein erklärtes Ziel, ein guter Mönch zu sein, zuzusteuern. Stattdessen gestand er sich zu, bestimmte Bedürfnisse zu haben. Von diesem Moment an waren die zuvor so drängenden Bedürfnisse plötzlich gar nicht mehr so wichtig. Der Mönch war wieder ganz entspannt im Hier und Jetzt. Alles lief mit einem Mal wie von selbst. Sein Unterbewusstsein hatte verstanden, dass es das, um was es bisher bitter gekämpft hatte, jederzeit bekommen konnte. Also konnte sich das Unterbewusstsein auf seine eigentliche Aufgabe besinnen: den Mönch auf seinem gewählten Weg nach Kräften zu unterstützen.

Genauso funktioniert auch gesundes, dauerhaftes Abnehmen. Ganz entspannt. Ohne Verbote. Dafür mit viel Rücksicht auf unsere Seele und voller Genuss. Das ist ganz einfach. Kommen Sie mit, ich zeige Ihnen, wie das geht, Schritt für Schritt.

Ihr Jan Becker

Passen Sie gut auf, was Sie denken: Wie aus einer Fantasie vom schlanken Ich mithilfe von Hypnose Wirklichkeit werden kann – und was das mit einem (vorübergehend) glücklosen Fußballteam zu tun hat

Wenn Sie zu diesem Buch gegriffen haben, dann hatten Sie vermutlich die Idee – oder zumindest die Hoffnung –, dass Hypnose Ihnen dabei helfen kann, leicht und vielleicht sogar mit Spaß abzunehmen. Ich kann diese Hoffnung bestätigen: Hypnose hat tatsächlich das Potenzial, Ihnen den Weg zu Ihrem Wunschgewicht zu ebnen. Sie kann Ihnen dabei assistieren, neue, schlanke Gewohnheiten in Ihr Leben zu integrieren – ohne dass es sich nach Verzicht anfühlt. Und vor allem kann sie Ihren Erfolg dauerhaft machen. Das klingt nach großen Versprechungen, und doch ist es wahr. Sie dürfen sich also freuen: auf ein neues, wunderbares Leben mit einem schlanken, energiegeladenen Ich.

DAS JUBEL-WUNDER
Nehmen Sie mich hier bitte wörtlich. Tun Sie das jetzt einfach einmal: Freuen Sie sich auf Ihre schlanke Zukunft. Darauf, dass Sie bald genauso aussehen werden, wie Sie es sich erträumen. Ist das nicht toll? Dass Sie Ihre Traumfigur haben? Fühlen Sie, wie sich ein Lächeln auf Ihre Lippen legt? Lassen Sie

dieses Lächeln nun bewusst anschwellen, bis Sie anfangen zu kichern und zu lachen. Legen Sie noch einen drauf: Schreien Sie »Juchhu!« und »Wow!«. Reißen Sie die Arme hoch, und hüpfen Sie aufgeregt auf der Stelle wie ein Kind zu Weihnachten. Tanzen Sie einen Freudentanz, wackeln Sie mit den Hüften. Los, nicht so zögerlich, trauen Sie sich, machen Sie einfach, ich werde Ihnen gleich erklären, warum. Wenn Sie gerade im Zug oder in der U-Bahn sitzen, dann stellen Sie sich einfach intensiv vor, wie Sie hüpfen und jauchzen, das funktioniert auch. Merken Sie, wie die Mundwinkel unwiderstehlich nach oben gehen? Wie Ihre Stimmung steigt? Fühlen Sie dieses freudige Kribbeln hinter dem Solarplexus, das sich im ganzen Körper ausbreitet?

Fühlen Sie es? Ja? Wunderbar!

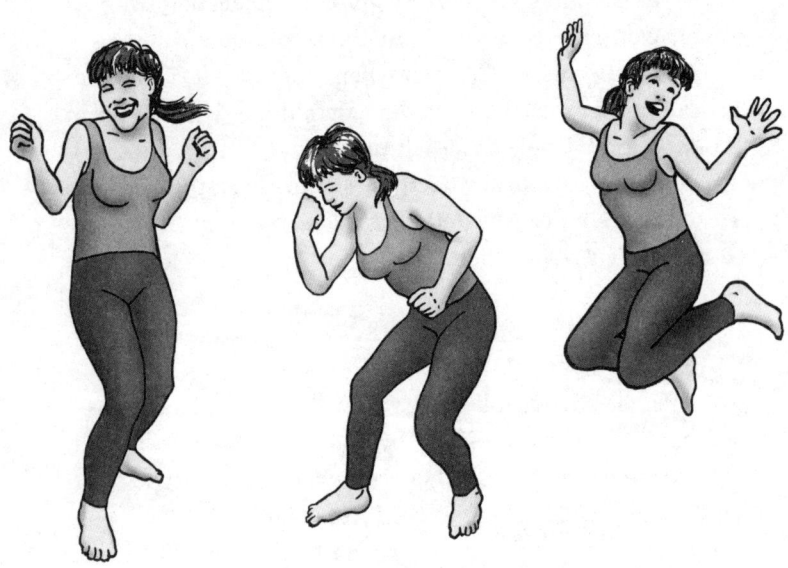

Wer sich freut, den belohnt das Leben

Nun setzen Sie sich wieder, und lassen Sie das schöne Gefühl noch etwas nachklingen. Ich möchte Sie beglückwünschen: Sie haben gerade Ihr erstes hypnotisches Experiment hinter sich gebracht. Sie haben die untrennbare Einheit von Geist und Körper erlebt. Der bloße Gedanke an Freude und Erfolg hat Sie bereits lächeln lassen. Und Ihr Freudentanz, eine zunächst bewusste Aktion Ihres Körpers, hat das Gefühl der Vorfreude so weit verstärkt, bis Sie es in jeder Zelle gespürt haben. Etwas zunächst rein Imaginäres hatte ganz reale Auswirkungen auf Ihren Körper, auf Ihre Stimmung und sogar den Hormonhaushalt. Stresshormone wurden zum Beispiel reduziert. Das ist sehr vorteilhaft, denn Stresshormonen kommt, wie wir noch im Detail sehen werden, eine Hauptrolle bei der Entstehung von Übergewicht zu. Statt ihrer wurde während des Jubelns das zufrieden machende Hormon Serotonin ausgeschüttet. Serotonin hat die wunderbare Nebenwirkung, den Appetit zu dämpfen. Außerdem haben Sie eine Extraportion des Wachstumshormons Somatropin bekommen, auch bekannt als Human Growth Hormone (HGH). Das ist nicht nur für unser Immunsystem wichtig, sondern bekämpft obendrein das besonders hartnäckige und ungesunde viszerale Bauchfett. So eine kleine absichtliche Jubelei kann Sie also auf verschiedenen Ebenen ganz konkret beim Schlankwerden unterstützen.

Aber nicht nur das. Selbst wenn es auf den ersten Blick nicht so aussieht, haben wir es hier mit Gesetzen zu tun, die man sich in der Hypnose zunutze macht. Auch in der Hypnose wird aus reiner Imagination manifeste Realität. Wenn ich meinem Gegenüber suggeriere, dass es seinen Arm nicht beugen kann, und diese Person erlebt, dass dies tatsächlich so ist, dann wirkt sich das auf den Geist – oder besser gesagt, das Unterbewusstsein – aus. Das Unterbewusstsein hat in so einem Augenblick einen Aha-Moment: »Aha, das stimmt ja mit dem steifen Arm! Was hier geschieht, ist wahr!« Dadurch wird alles, was folgt, vom Unterbewusstsein ebenfalls als wahr kategorisiert: Neue Glaubenssätze, neue Verhaltensweisen, neue Ideen. Das ist so ähnlich, wie wenn Sie es an einem strengen Türsteher vorbei schaffen, weil Sie mit einem vertrauenswürdigen Stammgast ankommen: Sie profitieren vom Vertrauensbonus Ihrer Begleitung.

Nehmen Sie mithilfe von Hypnose ab, dann wird nach diesem Muster eine positive Spirale in Gang gesetzt. Sie haben zunächst nur eine Fantasie: Das sind Sie selbst in einer schlanken, zufriedenen, glücklichen Version. Verschwinden dann die ersten paar Hundert Gramm, lernt Ihr Unterbewusstsein: »Aha! Das funktioniert ja tatsächlich!« Weitere Suggestionen, die einen schlanken, gesunden Lebensstil unterstützen, werden umso bereitwilliger aufgenommen. Als Resultat nehmen Sie noch leichter ab. Das Unterbewusstsein denkt wieder: »Aha ...«

Und so weiter.

Das funktioniert allerdings nur, wenn das Abnehmen grundsätzlich leicht und flockig abläuft und nicht mit Verzicht und Aufwand verbunden ist. Denn Verzicht und Aufwand provozieren den Widerstand Ihres Unterbewusstseins. Zum Glück ist Abnehmen mithilfe von Hypnose ein Kinderspiel, wenn man sich nur darauf einlässt – ganz im Gegensatz zu anderen Abnehmmethoden. Wir werden auf diese Zusammenhänge noch zurückkommen. Erst einmal ist es nur wichtig, dass Sie sich merken: Mit hypnotisch wirksamen Übungen und Ritualen haben Sie die wunderbare Möglichkeit, eine völlig neue Wirklichkeit aus reiner Fantasie zu erschaffen. Eine Wirklichkeit, in der Sie schließlich Ihr Wunschgewicht erreichen. Sie sind noch nicht so recht überzeugt, dass das klappen kann? Dann lassen Sie mich eine wahre Geschichte erzählen, in der ich mich unter Zuhilfenahme von Hypnose aus einer ziemlichen Bredouille befreit habe – und die Ihnen plastisch illustriert, was auch Sie von hypnotischen Techniken erwarten dürfen.

Prophet wider Willen: Feuerprobe für den Wundermacher

2009 war ich in der Öffentlichkeit noch vor allem als Gedankenleser bekannt, und als solcher war ich auch in eine TV-Show eingeladen. Auf die vom Moderator nur in Gedanken gestellte Frage, wer das nächste Spiel meines Lieblingsvereins Borussia Mönchengladbach wohl gewänne, antwortete ich spontan und laut vor laufenden Kameras: »Gladbach.« Ich sollte in der Show beweisen, dass ich Gedanken lesen konnte – das hatte ich damit erledigt. Gleichzeitig hatte ich mich ungewollt in eine Zwickmühle manövriert. Ich bin zwar Gedankenleser, aber in die Zukunft gucken kann ich leider (oder zum Glück!) nicht, wenn ich auch schon mal hier und da intuitive Vorahnungen habe, die sich dann bestätigen. Das Gesagte war nun aber keine Vorahnung, es war vielmehr mein ganz persönliches Wunschdenken. Ich bin Gladbach-Fan seit Kindertagen und wünschte mir einfach von ganzem Herzen, dass »mein« Verein dieses entscheidende Spiel gewänne. Der Club lag näm lich auf dem letzten Tabellenplatz, und hier ging es um den Verbleib in der ersten Bundesliga. Die Vorzeichen waren allerdings düster: Gladbach hatte in letzter Zeit alle Spiele haushoch verloren. Und in dieser Partie musste die Mannschaft gegen niemand Geringeren als den Tabellenersten, den HSV, antreten. Dass Gladbach ausgerechnet gegen dieses starke Team gewinnen würde, war mehr als unwahrscheinlich.

Blöderweise hatte ich in den Augen der Zuschauer eine waschechte Prophezeiung gemacht. Das war absolut nicht meine Absicht gewesen, aber ich sah schnell ein, dass meine Äußerung genau so aufgenommen worden war: *Wenn dieser Magier Becker den Spielgewinn von Gladbach sogar im Fernsehen herausposaunt, dann wird es wohl stimmen.* Begeisterte Gladbach-Fans waren bereits außer Rand und Band. Der Club selbst hatte mich schon kurz nach der Sendung als Ehrengast zum Spiel eingeladen. Und ich saß da und dachte: Auweia!

Ich hatte nun zwei Möglichkeiten.

Die erste: Ich hätte versuchen können, öffentlich zu erklären, dass ich missverstanden worden war. Dass ich keineswegs – um nicht zu sagen nicht mal ansatzweise – an einen Gladbacher Sieg glaubte. Doch das brachte ich nicht fertig. Man hatte wieder Hoffnung geschöpft! Sollte ich dieses Fünkchen Hoffnung in den Staub treten und damit vermutlich endgültig den Abstieg besiegeln? Das fühlte sich an wie Verrat an meinem Lieblingsverein. Außerdem: Wer würde mir noch abnehmen, dass ich, wie es auf meiner Visitenkarte zu lesen ist, ein Wundermacher bin, falls Gladbach nun nicht siegte?

Ich entschied mich für die zweite Möglichkeit: Ich wollte ein Wunder machen. Ich wollte dafür sorgen, dass das Team gewinnt. Mit meinen Mitteln. Da sah ich eigentlich nur eine Chance: eine clever eingefädelte Hypnose – als völlig legales, mentales Doping. Schließlich wusste ich, dass die meisten Profifußballer körperlich mehr oder weniger auf einem sehr ähnlichen Leistungsniveau liegen und dass es die Psyche ist, die den Unterschied zwischen einem sehr guten und einem Ausnahmefußballer macht. Erstklassiger Fußball ist zu einem sehr großen Anteil Kopfsache – übrigens genauso wie ein gesundes und ganz entspanntes Essverhalten, das automatisch einen schlanken, vor Energie strotzenden Körper hervorbringt.

Einen Versuch war es wert!

Ein paar Abende saß ich in meinem Lieblingscafé in Berlin und grübelte, was ich sagen sollte. Dabei nahmen langsam

Worte Gestalt an, die ich in mein Notizbuch für Ideen kritzelte. Eine magische Botschaft sollte es sein, die die Mannschaft und die Fans verzaubern konnte. Am Ende hatte ich ein paar Sätze aufgeschrieben. Ich las sie. Ließ sie wirken. Las sie noch einmal. Und kam zu dem Schluss: Ja, so konnte es funktionieren...

Am Tag des Spiels war ich zunächst nervös, doch als ich mein erprobtes Bühnenoutfit mit Frack und speziell angefertigtem Gehstock anlegte, wich wie immer alle Unruhe von mir (in meinem Buch *Du wirst tun, was ich will* können Sie übrigens nachlesen, wieso auch Kleidung hypnotisches Potenzial hat und wie Sie dies für sich nutzen können). Dann schritt ich unter großem Jubel der Gladbach-Fans auf den Platz. Ich hob die Hände und wartete, bis das allgemeine Gemurmel sich gelegt und ein Moment beredter Stille das Stadion erfasst hatte. Dann rief ich feierlich:»Ich habe euch mein Glück ins Stadion gebracht, um es an euch weiterzugeben. Ich mache es euch zum Geschenk, damit eure Mannschaft gewinnt.« Anschließend wandte ich mich noch an die Fans:»Es ist wichtig, dass ihr eure gebündelte Energie auf den Platz schickt und eure Mannschaft unterstützt.«

Das war alles.

Diese Hypnose, was ist das eigentlich?

Moment mal, höre ich Sie rufen. *Das soll Hypnose sein?* Bevor ich die Geschichte weitererzähle, muss ich vielleicht kurz das ein oder andere klarstellen. Erst einmal: Ich verstehe Ihre Bedenken. Wahrscheinlich erwarten Sie von Hypnose bestimmte Stereotype. Etwa dass der Hypnotiseur dem zu Hypnotisierenden direkt gegenübersteht, ihm tief in die Augen schaut und dabei vielleicht ein Pendel schwingt. Oder Sie glauben, eine »echte« Hypnose müsse wenigstens mit Rückwärtszählen eingeleitet werden und dazu führen, dass der Hypnotisierte völlig erschlafft in tiefen Schlaf sinkt. Das sind Klischees – und wie in allen Klischees steckt darin eine Wahrheit. All das ist nämlich *auch* Hypnose. Eine Hypnose kann in der Tat mit Rückwärtszählen eingeleitet werden. Ich bediene mich oft dieses Mittels, das nichts anderes als ein mentales Bild ist, das einen Entspannungszustand noch zu vertiefen hilft. Ebenso gibt es Hypnotiseure, die ihr Gegenüber dazu auffordern, auf einen Punkt zwischen den Augen zu schauen oder ein schwingendes Pendel zu betrachten. Das mache ich ebenfalls hin und wieder. Dabei handelt es sich um eine wirksame Technik, den ständigen chaotischen Gedankenfluss zu stoppen, der durch die allermeisten Köpfe strömt. Störende Gedanken anzuhalten und eine meditative Ruhe im Geiste herzustellen ist ein wichtiger erster Schritt, damit eine Hypnose gelingen kann. Dazu gibt es viele verschiedene Techniken. Es ist völlig unerheblich, welche man anwendet.

DAS PENDEL

Sie können ein Pendel selbst dazu benutzen, um wirbelnde, unruhige Gedanken zur Ruhe zu bringen – und gleichzeitig erleben, wie unmittelbar Ihr Körper auf fokussierte Gedanken reagiert. Wenn Sie kein Pendel besitzen, knoten Sie einfach einen schweren Ring oder Schlüssel an eine Schnur. Halten Sie das Pendel vor Ihr Gesicht, die Finger ganz ruhig. Nun stellen Sie sich vor, wie das Pendel von links nach rechts schwingt. Denken Sie: links, rechts, links, rechts, links, rechts. Auch wenn Sie versuchen, Ihre Finger nicht aktiv zu bewegen, setzt Ihr Körper Ihre Gedanken um: Das Pendel beginnt zu schwingen. Erst langsam, dann immer schneller. Ihr Körper folgt Ihrer Vorstellung! Diesen Zusammenhang machen wir uns zunutze. Trainieren Sie diese Pendelübung für eine Weile täglich. Mit jedem Mal wird Ihr Unterbewusstsein auch für andere bewusste Inhalte Ihrer Vorstellungskraft offener werden – etwa eine Vision Ihres schlanken, zukünftigen Ichs.

SO MACHEN SICH DICKE GEDANKEN DÜNNE

Es gibt eine einfache kleine Übung, die ich selbst dazu einsetze, unerwünschte Gedanken zu stoppen, die mich nur in Stress versetzen und mich bei meinen Vorhaben ausbremsen. Dabei wandele ich zusätzlich den negativen in einen förderlichen Gedanken um, der mich als hypnotisch wirksame Suggestion beim Erreichen meiner Ziele unterstützt. Menschen mit Übergewicht haben zum Beispiel häufig die Angewohnheit, in Gedanken auf sich einzudreschen. Etwa indem sie – da sie traurig oder sauer auf sich selbst sind – denken: »Ach, ich bin einfach zu fett.« Kommt Ihnen das bekannt vor? Dann sollten Sie wissen, dass Sie damit leider Ihren beleibten Status quo zementieren. Sie signalisieren Ihrem Unterbewusstsein[1] nämlich: »Ich bin dick, und daran ist nichts zu ändern.« Ihre Gedanken, insbesondere solche, die mit Emotionen einhergehen, sind Ihrem Unterbewusstsein Befehl. Also ändert es auch nichts daran, dass Sie übergewichtig sind. Stattdessen initiiert es weiter alle dick machenden und oft automatischen Verhaltensweisen. Diese sind es aber, die Sie loswerden müssen, wenn Sie dauerhaft Gewicht verlieren wollen. Wie so etwas im Detail vor sich geht, werden Sie noch lesen. Merken Sie sich für den Anfang: Wer ständig denkt: »Ich bin zu dick«, bleibt übergewichtig. Umgekehrt gilt: Wenn Sie Ihre Gedan-

---

[1] Eine wichtige Anmerkung: Ich verwende in diesem Buch den umgangssprachlich geläufigeren Begriff »Unterbewusstsein« für das Unbewusste, wie es korrekt heißen müsste. Der Grund dafür ist einfach: Ich benutze den bekannteren Begriff, damit Ihr Unbewusstes ihn sofort mit einer Vorstellung verknüpfen kann.

ken zum Positiven ändern, ist das der erste wichtige Schritt zu einer positiven Veränderung Ihres Körpers. Die Technik der hypnotischen Gedankenumwandlung besteht aus den folgenden Schritten:

1) Sobald Sie den ungünstigen Gedanken erkennen – also beispielsweise »Ich bin so schrecklich dick« –, denken Sie an ein riesiges rotes Stoppschild.
2) Wiederholen Sie in Gedanken mindestens drei Mal das Wort »Löschen«.
3) Dann fokussieren Sie sich auf den Fluss Ihres Atems. Spüren Sie, wie er durch die Nase einströmt, Ihre Lungen füllt, Ihren Körper erfrischt und dann wieder durch die Nase hinausfließt.
4) Anschließend geben Sie dem ungünstigen Gedanken eine neue, konstruktive Richtung. Aus: »Ich bin zu dick« wird zum Beispiel: »Egal, wie ich gerade aussehe, ich bin bereits auf dem Weg zu einem neuen, schlanken Körper.«
5) Den neuen Satz sagen Sie in Gedanken (oder, wenn möglich, auch laut) zwanzig Mal.
6) Sie konzentrieren sich wieder auf Ihren Atem.
7) Sie lächeln mindestens dreißig Sekunden.

Diese Übung hat einen entspannenden Einfluss auf Ihren Körper, einen aufhellenden Effekt auf Ihre Laune und eine Tiefenwirkung auf Ihr Unterbewusstsein. Sie schieben einen Riegel vor destruktive Denkgewohnheiten und machen Platz für einen neuen, positiven Glaubenssatz. So kann Ihr Unterbewusstsein Sie nun nach und nach sanft auf einen neuen Weg lenken, der Sie automatisch zu einem neuen, schlankeren und attraktiven Ich führt.

Übrigens: Sie können diese Übung auch gegen wirbelnde Gedanken einsetzen, die vielleicht nicht unbedingt destruktiv sind, aber Sie vom Einschlafen oder Entspannen abhalten. Beenden Sie die Übung in diesem Fall einfach nach Punkt drei, der Konzentration auf den Fluss des Atems.

Zurück zur Hypnose: Dass es oft so aussieht, als befände sich eine hypnotisierte Person in tiefem Schlaf, liegt daran, dass die meisten Hypnotiseure – auch ich mache das normalerweise – zunächst eine umfassende Entspannung herbeiführen, bevor sie ihre eigentlichen Suggestionen setzen. Tiefe Entspannung ist einer von verschiedenen Zuständen, in denen das Unterbewusstsein weit geöffnet und damit besonders aufnahmefähig ist.

Aber eben nur einer von mehreren.

Sie werden mir wohl zustimmen, dass elf Fußballspieler, die tiefenentspannt auf dem Rasen herumlümmeln, kein anzustrebendes Szenario waren, wenn Gladbach das Spiel gewinnen sollte. In diesem Fall musste ich darum auf andere Techniken bauen, um das Unterbewusstsein der Spieler so zu beeinflussen, dass ein Sieg tatsächlich möglich wurde.

Die vollkommene Fokussierung auf eine Sache

Solche Techniken haben nichts mit Hokuspokus zu tun, auch wenn viele Menschen Hypnose heute immer noch damit in Verbindung bringen. Dabei ist Hypnose etwas völlig Alltägliches, das wir alle jeden Tag in verschiedenen Formen erleben. Um zu verstehen, was es mit Hypnose eigentlich auf sich hat, hilft es, einen Blick auf einen Begriff zu werfen, den der englische Hypnose-Avantgardist James Braid dem Wort »Hypnose« bereits im 19. Jahrhundert vorzog, nämlich *Monoideismus*. Der bekanntere Terminus »Hypnose« leitet sich vom griechischen Wort »Hypnos« – Schlaf – ab. Etwas irreführend, denn man schläft nicht in der Hypnose, auch wenn das im Zustand der tiefen Entspannung so aussehen kann. Das haben zum Beispiel Hirnforscher der Uni Genf eindeutig bewiesen. Ganz im Gegenteil: Man ist hellwach, nur eben auf einer bewusstseinserweiterten Ebene. Der Begriff *Monoideismus* ist da um einiges genauer. Darin steckt das griechische Wort »mono«, das bedeutet »einzig«. Außerdem ist darin das altgriechische Wort »idéa« enthalten. Dieser Begriff, von dem sich unsere »Idee« direkt ableitet, bedeutete ursprünglich »Gestalt«. *Monoideismus* besagt also, dass in unseren Gedanken eine einzige Sache Gestalt annimmt. Damit fasst der Begriff den Kern einer jeden Hypnose zusammen: die völlige Fokussierung auf nur eine Sache. Bei einer solchen Fokussierung gerät man automatisch in einen tranceartigen Zustand, in dem das Unterbewusstsein sich öffnet.

Das ist bereits der Fall, wenn wir einen Roman lesen und dabei alles um uns herum vergessen: ein hypnotischer Zustand, nicht mehr und nicht weniger. In uns entstehen Bilder, die in diesem Moment nicht etwa die Realität verdrängen, nein. Diese Bilder *sind* für die Dauer des Lesens unsere Realität. Forscher haben längst nachgewiesen, dass beim fokussierten Lesen die gleichen Gehirnareale aktiv sind wie beim tatsächlichen Erleben. Ganz ähnlich funktioniert auch eine geführte Fantasiereise beim Hypnosetherapeuten. Es ist letztlich absolut unerheblich, ob Sie etwas lesen, das Sie völlig gefangen nimmt, ob ein Therapeut Ihnen bestimmte Fantasiebilder vermittelt oder ob Sie sich einfach etwas intensiv vorstellen: Die Bilder entstehen in Ihrem Kopf. Immer. Ohne Ausnahme. Niemand übt geheimnisvolle Strahlung auf Sie aus oder projiziert etwas in Ihren Kopf. Ihre Fantasie ist der Täter.

Jede Hypnose ist im Kern eine Selbsthypnose

Aus dieser Perspektive ist jede Hypnose eine Selbsthypnose. Sie müssen mit Ihrer Vorstellungskraft mitgehen, sonst funktioniert es nicht. Umgekehrt bedeutet das, dass Selbsthypnose genauso stark wirken kann wie eine durch einen Hypnotiseur geführte. Darum können Sie auch, wenn Sie dieses Buch lesen und alle Übungen mitmachen, genau die gleichen Ergebnisse erzielen wie ein Klient, der zu mir ins Atelier kommt, weil er abnehmen möchte. Alles, was Sie benötigen, ist Ihre Fantasie und ein bisschen Zeit. Nicht nur ein Roman, auch ein Sachbuch wie dieses kann – ganz unabhängig von hypnotischen Übungen – auf Ihr Unterbewusstsein wirken und einer neuen Realität den Boden bereiten. Die vollkommene Fokussierung auf die Tätigkeit des Lesens bewirkt die Trance. Das Gelesene stellt wiederum die Suggestionen bereit, die Ihr Unterbewusstsein aufnimmt. Ja, Lesen ist tatsächlich eine Hypnosetechnik, die so alltäglich ist, dass wir sie gar nicht bemerken.

Die Vorstufe zur Hypnose ist meditative Trance – im Grunde eine Hypnose noch ohne Inhalte. Ich meine damit einen Zustand, in dem die Gedanken wie Wolken vorbeiziehen oder ganz anhalten. Auch die gibt es im Alltag immer wieder. Solch ein Zustand kann sich zum Beispiel einstellen, wenn wir in Bus oder Bahn sitzen und verträumt aus dem Fenster schauen. Die Landschaft gleitet vorbei, ohne dass wir unsere Gedanken auf etwas Bestimmtes lenken, und wenn wir die Zielhaltestelle erreichen, sind wir überrascht, wie schnell und vor allem womit die Zeit vergangen ist. Das Gleiche kann beim Joggen, Schwimmen oder Radfahren geschehen – oder beim Autofahren. Sie müssen aber nicht warten, bis Sie zufällig in einen meditativen Zustand geraten. Ich werde Ihnen helfen, solche Augenblicke bewusst herbeizuführen und sie optimal dazu zu nutzen, mühelos Ihr Idealgewicht zu erreichen.

Doch nun komme ich endlich zurück zu meiner Aktion bei Borussia Mönchengladbach. In diesem Fall spekulierte ich nämlich darauf, dass sich das Team kurz vor dem Spiel in diesem hellwachen und dabei voll fokussierten Ausnahmezustand befinden würde, den alle Sportler von ihren Wettkämpfen kennen, Amateure wie Profis. Diesem vibrierenden Zustand, in dem man nicht mehr an die dräuende Steuererklärung denkt oder den Streit mit dem Kollegen. Auch diese absolute Fokussierung auf den bevorstehenden Wettkampf ist nichts anderes als eine Trance. Ein Zustand, der – so hoffte ich – dazu führen würde, dass mir jeder Einzelne im Team zuhören würde. So konzentriert und offen, dass jedes meiner Worte ins Unterbewusstsein vordringen und während des Spiels seine segensreiche Wirkung entfalten konnte: nämlich in jedem Spieler das volle, in ihm schlummernde Potenzial zu aktivieren. Denn Gladbach musste heute einhundert Prozent geben. Und kein bisschen weniger.

Das innere Türöffnen – der Schlüssel zum Abnehmen und zum Siegen

Bei meiner kleinen Rede spekulierte ich außerdem noch auf etwas anderes. Nämlich darauf, dass bereits meine »Prophezeiung« vor ein paar Wochen die innere Einstellung des Teams so verändert hatte, dass man einen Sieg immerhin nicht mehr für völlig verrückt hielt. Dass ich den gedanklichen Raum für eine neue Möglichkeit geschaffen und den Fokus der Spieler und des Trainers verschoben hatte. Dass da plötzlich der Gedanke war: *Vielleicht ist es ja doch zu schaffen!?* Allein so eine zarte Idee des eventuell Möglichen stellt nämlich einen Fuß in die

Tür, die zum Erfolg führt. Dieses »innere Türöffnen« ist auch eine sehr wichtige Voraussetzung für das Gelingen einer Hypnose und, ganz allgemein, für das Erreichen eines wie auch immer gearteten Ziels. Nur wer grundsätzlich offen ist, dessen Unterbewusstsein kann sich einen neuen, konstruktiven Glaubenssatz zu eigen machen. Nur wer etwas für möglich hält, tut überhaupt den ersten Schritt.

Wenn Sie dieses Buch gekauft haben, haben Sie diesen wichtigen Schritt des inneren Türöffnens bereits getan: Sie geben damit der Idee Raum, ohne Mühe abnehmen und mithilfe dieses Buches problemlos Ihr Wunschgewicht erreichen zu können – und, das ist der Clou dabei, die Idee bekommt auf diese Weise genauso viel Raum, wie sie zu ihrer Verwirklichung benötigt! Sie haben es übrigens viel einfacher als das Team von Borussia Mönchengladbach. Haben Sie nämlich Ihren Entschluss einmal von ganzem Herzen gefasst, ist Ihr Erfolg garantiert – dazu brauchen Sie nur den Weg, über den ich Sie in diesem Buch führe, ganz entspannt mitzugehen. Niemand anders kann Ihnen dazwischenfunken, denn Sie allein sind Herrin oder Herr über Ihr Unterbewusstsein. Bei einer Fußballmannschaft muss aber das Unterbewusstsein aller elf Spieler – plus Trainer und Auswechselspieler – überzeugt werden, das innere Türöffnen zu vollziehen. Und selbst wenn alle am gleichen Strang ziehen, spielt bei der Begegnung auf dem Platz natürlich auch noch die Form des Gegners eine Rolle.

Trotz dieser erschwerenden Umstände hatte ich dem Mönchengladbacher Team eine neue Perspektive geschenkt. Bei allen Bedenken, die die Spieler vielleicht insgeheim noch hatten, konnten sie sich immer sagen: *Da ist dieser seltsame Magier, der sieht voraus, dass wir gewinnen – und er scheint sich seiner Sache ziemlich sicher zu sein. Vielleicht hat er ja tatsächlich recht.* Unter solchen Vorzeichen konnte sich das Team ganz andere Strategien für den Platz ausdenken. Selbstbewusste, offensive

Taktiken statt defensiver Schadensbegrenzung. Taktiken, die für eine schwache Mannschaft riskant wären, aber eine starke Mannschaft zum Erfolg führen konnten. Und plötzlich war man ja selber wieder eine starke Mannschaft, wenn auch erst mal nur in der Theorie meiner »Voraussage«. Dank derer konnten die Spieler die lähmenden Selbsteinschätzungen, die sich mit jeder Niederlage tiefer ins Unterbewusstsein gefressen hatten – etwa »Wir werden absteigen«, »Das schaffen wir niemals« oder »Die Luft ist raus« –, probehalber in die Ecke stellen und etwas Neues probieren.

Auch hier gibt es eine Parallele zu jemandem, der sich zwar nichts sehnlicher wünscht, als endlich schlank zu sein, aber sich durch eine gescheiterte Diät nach der anderen desillusioniert fragt, ob das wirklich funktionieren kann. Vielleicht haben auch Sie noch leise Bedenken, dass Sie dieses Mal wirklich dauerhaft an Gewicht verlieren werden. Glaubenssätze wie »Ich bin eben dick« oder »Bei mir bleiben die Kilos kleben, da kann ich gar nichts machen« können ziemlich hartnäckig in Ihr inneres Ohr flüstern. In diesem Fall möchte ich Sie bitten: Werfen auch Sie Ihre Bedenken einmal probehalber über Bord. Tun Sie einfach fürs Erste so, als ob ich mit meiner Prophezeiung, dass Sie mit Spaß und ohne Hunger Ihr Wohlfühlgewicht erreichen werden, recht habe. So, wie die Spieler von Borussia Mönchengladbach einfach mal so getan haben, als seien sie ein Siegerteam.

MACHEN SIE SICH DOCH MAL WAS VOR

Sie kennen bestimmt die englische Redensart *Fake it till you make it*. Übersetzt bedeutet das in etwa: *Tu so, als ob – bis es tatsächlich so ist*. Auf diesem ebenso einfachen wie effektiven Grundsatz basiert zum Beispiel die Jubel-Übung vom Beginn des Kapitels: Zunächst tut man nur so, als würde man sich freuen. Und dann, plötzlich, ist der ganze Körper tatsächlich von Glücksgefühlen geflutet. Auch jeder, der eine neue Sportart erlernt, muss sich an die ungewohnten Bewegungsabläufe erst mal herantasten, indem er sie ausführt, so gut es eben geht. Im Grunde tut man auch hier nur so, als ob man es kann – bis der Knoten platzt und es plötzlich wie von selbst klappt. Die Schauspielmethode des *Method Acting* ist ebenfalls auf dem *Fake it till you make it*-Grundsatz aufgebaut. Dabei versetzt der Schauspieler sich mit jeder Faser in seine Rolle und fragt sich vor jeder Aktion: Was würde meine Figur in dieser Situation tun? Die Schauspieler nehmen sich dafür meist ein tatsächliches Vorbild, dem sie nacheifern. Muss man etwa einen Boxer verkörpern, ahmt man einen echten Boxer in seinen täglichen Gewohnheiten nach, trainiert wie er, isst wie er, lebt ganz einfach wie er. Dadurch wird man allmählich auch zum Boxer, die Muskeln wachsen und die Erfahrung auch. Die *Method Acting*-Methode führt zu extrem authentischer Schauspielerei, weil die ursprünglich fiktive Figur für deren Darsteller nach und nach zur eigenen Realität wird.

Ich schlage Ihnen nun ein spielerisches Experiment vor. Ein Experiment, welches Sie mental wunderbar auf das in diesem Buch vorgestellte Programm einstimmt und die Tür zu einer neuen Realität öffnet. Die Aufgabenstellung lautet: Sie sind Schauspieler und sollen einen schlanken, energiestrotzenden und gesunden Menschen spielen. Nicht nur ein paar Minuten, sondern einen ganzen Tag lang. Oder auch ein Wochenende. Oder länger. Kein Aber: Dazu müssen Sie keineswegs bereits schlank sein, es geht hier um Ihre Fantasie. Stellen Sie sich einfach vor, Sie haben eine Rolle gespielt, die es erforderte, etwas runder zu sein. Darum haben Sie Ihr momentanes Gewicht. Jetzt kommt aber der nächste Blockbuster mit Ihnen in der Hauptrolle, in dem Sie schlank und sportlich sind.

Suchen Sie sich zunächst eine Person aus, auf die die Beschreibung »schlank, energiestrotzend und gesund« zutrifft und die Sie sympathisch finden und vielleicht sogar persönlich kennen. Eine Freundin, einen Kollegen oder ein Familienmitglied zum Beispiel. Oder auch einen Prominenten oder einen Trainer in Ihrem Fitnessclub, der so einen Körper hat, wie Sie ihn sich wünschen. Analysieren Sie diese Person in ihren Verhaltensweisen, so gut es geht. Wie bewegt sie sich? Was isst sie wohl zu welcher Tageszeit? Welche Getränke mag sie? Was sind ihre Hobbys? Fährt sie Rad oder Bus? Was Sie nicht in Erfahrung bringen können, stellen Sie sich vor. Und dann fragen Sie sich jedes Mal, bevor Sie etwas tun: Was würde mein Vorbild jetzt machen? Und dann? Machen Sie es einfach genauso. Viel Spaß beim Ausprobieren!

Ein Wunder? Nein, eine gelungene Hypnose!

Sie möchten jetzt endlich wissen, wie es mit Borussia Mönchengladbach ausgegangen ist? Nun, ich setzte mit meiner Rede im Fußballstadion auf zwei Dinge. Einmal, dass das »innere Türöffnen« tatsächlich stattgefunden hatte, und zum Zweiten, dass sich das Team kurz vor dem Spiel in einem tranceartigen Ausnahmezustand befand, der das Unterbewusstsein für meine Worte öffnete.

Kurz: Es gab zwar keine Garantie, aber ich rechnete mir tatsächlich eine Chance aus, dass meine beschwörenden Worte bei der Mannschaft von Borussia Mönchengladbach das Unterbewusstsein des Teams auf Sieg programmieren konnten. Sicher war, dass meine Rede die Gladbach-Fans euphorisieren würde. Ein nicht zu unterschätzender Faktor, denn auch die lautstarke Unterstützung durch die Fans hat bei einem Fußballspiel hypnotische Kraft, weil sie den Glauben der Spieler an sich selbst stärkt. Das kann bei einem knappen Spielstand das Zünglein an der Waage sein, das über Niederlage und Sieg entscheidet. Die Fans waren meine Hypnoseassistenten. Gleichzeitig schwächte ich mit meiner Rede den Gegner psychologisch und verunsicherte dessen Fans, denn die hörten natürlich auch alle zu. Zugegeben, das war ein bisschen gemein, aber, wie ich finde, in dieser Notsituation gerechtfertigt. Der HSV konnte eine Niederlage gut verkraften, für Borussia Mönchengladbach ging es dagegen um alles oder nichts. Und dann geschah das Wunderbare: Mein Lieblingsclub siegte. Nicht knapp, nein, das hätte ja noch Zufall sein können. Das hier war ein echter und verdienter Sieg: Der Tabellenletzte, Borussia Mönchengladbach, bezwang den Tabellenersten, den Hamburger Sportverein, mit satten 4:1.

Ich staunte trotz meiner langjährigen Erfahrung einmal mehr, welch unbegrenztes Potenzial in der Hypnose steckt. Ein Potenzial, das auch Sie für sich nutzen können, um Ihr ganz persönliches Wunschgewicht zu erreichen. Ich werde Ihnen in diesem Buch zeigen, wie das geht. Auf dem Weg gebe ich Ihnen hypnotisch wirksame Übungen und Rituale an die Hand, die Ihr schlankes Ich zunächst vor Ihrem inneren Auge und schließlich auch im Spiegel sichtbar machen und dabei dick machende Verhaltensweisen dorthin verbannen, wo sie hingehören: in die Vergangenheit. Sie werden Augen öffnende und spaßige Experimente machen, die Sie schließlich hin zu einer klassischen Selbsthypnose leiten, mit der Sie den überflüssigen Pfunden schließlich den Rest geben.

Doch lassen Sie uns zunächst einen Blick darauf werfen, warum eigentlich die gängigen Strategien gegen Übergewicht – besser bekannt als Diäten – zum Scheitern verurteilt sind. Und was wir daraus für unsere Strategie lernen können.

Kapitel 2

Gut zu wissen: Warum Diäten nicht dauerhaft funktionieren, der mentale Set Point einer der Schlüssel zur Schlankheit ist und was Sie von gelben Quietschenten lernen können

Haben Sie schon ab und an versucht, mithilfe einer Diät abzunehmen? Ja? Dann tippe ich, dass Sie jedes Mal schier daran verzweifelt sind. Wenn es nämlich bei Ihnen so gelaufen ist wie bei den meisten Menschen, haben Sie zunächst zwar tatsächlich an Gewicht verloren. Eben genauso lange, wie Sie sich nach den Vorgaben der Diät gerichtet haben. Doch sobald die vorüber war, schlug der berüchtigte Jo-Jo-Effekt zu: Die mühsam verlorenen Kilos waren entweder in Nullkommanichts wieder drauf oder haben sich nach und nach zurück in Ihre Fettdepots geschlichen. Der Frust war riesig. Die ganze Anstrengung, alles vergebens. *Warum funktioniert das dauerhafte Abnehmen bei mir einfach nicht?*, fragen Sie sich verständlicherweise.

Ich habe gute Nachrichten: An Ihnen liegt es nicht, wenn Ihre Abnehmversuche nicht von länger währendem Erfolg gekrönt waren. Und es ist prinzipiell für jeden gesunden Menschen möglich, ohne Mühe dauerhaft abzunehmen. Allerdings sollte man das auf keinen Fall mit einer Diät versuchen. Verschiedene Studien haben sich damit beschäftigt, wie lange der Erfolg von Diäten währt. Die Ergebnisse sind ernüchternd: Nach drei Jahren wiegen 70 bis 80 Prozent bereits wieder mindestens so viel wie zuvor. Nach fünf Jahren haben fast alle ihr Ausgangsgewicht wieder erreicht – oder überschritten. Mich überrascht das nicht. Ein dauerhafter Diäterfolg ist nämlich ein Widerspruch in sich – und das hat Gründe.

Warum Diäten oft das Gegenteil von dem erreichen, was sie erreichen sollen

1. Problem: Diäten sind sozial nicht kompatibel
Eigentlich sind die meisten Diäten nur für Eremiten geeignet, denn sie können das Zusammensein mit anderen Menschen zur reinsten Tortur werden lassen – und finden darum oft ein jähes Ende.

Statt mit den Kollegen mittags in das italienische Restaurant um die Ecke zu gehen, sitzen Sie mit Ihrer Tupperdose einsam im Büro und essen – mit Blick auf einen günstigen glykämischen Index – tapfer Ihren Vollkornsalat mit Senf-Vinaigrette. Oder Sie gehen doch mit und bestellen im verführerisch duftenden Lokal das einzige (mutmaßlich) kalorienarme Gericht auf der Karte: Minestrone. Und das, obwohl Sie Gemüsesuppe schon seit Kindertagen langweilig finden und Sie keine Ahnung haben, wie Sie diese Eigenmächtigkeit in Ihren Diätplan integrieren sollen. Spätestens wenn die Kollegen zum Tiramisu übergehen, ist das Limit Ihrer Leidensfähigkeit erreicht, und entweder bestellen Sie jetzt auch eine Portion – oder Sie gehen.

Beim Kaffeeklatsch mit Ihrer besten Freundin steigen Ihnen die lockenden Düfte von Apfelkuchen und Latte macchiato in die Nase, während Sie mit einer Tasse Mate-Tee danebensitzen – Sie sind vor lauter Futterneid so abgelenkt, dass Sie sich kaum aufs Gespräch konzentrieren können.

Dass sich derartige Torturen noch einmal potenzieren, wenn Sie in Ihrer Familie die Person sind, die fürs Kochen zuständig ist, sollte klar sein. Dann stehen Sie schmachtend am Herd und bereiten duftende Lieblingsgerichte zu – für die anderen. Anschließend stellen Sie selbst Ihr Schlankheitsgericht zusammen. Das sind dann echte Tantalosqualen. Sie erinnern sich: Tantalos war in der griechischen Mythologie jener König, den die Götter des Olymp für seine Vergehen straften, indem sie ihm – ausgehungert und knapp vorm Verdursten – die wunderbarsten Genüsse direkt vor der Nase baumeln ließen. Immer wenn er danach griff, verschwanden die Köstlichkeiten. Ganz im Gegensatz zu einem armen Abnehmwilligen hatte Tantalos diese Strafe allerdings durchaus verdient.

2. Problem: Diäten machen mehr Appetit, als sie befriedigen

Bei seriöseren Diäten soll mit abwechslungsreichen Gerichten, die alle wichtigen Nährstoffe enthalten und sättigen, ein eher gemächlicher Gewichtsverlust erreicht werden, ohne dass dabei Langeweile aufkommt. Über Langeweile kann man sich tatsächlich nicht beschweren, so viel Stress macht das Ganze! Einkäufe müssen generalstabsmäßig geplant werden, denn jede Zwischenmahlzeit hat ein Extra-Rezept. Man braucht Nahrungsmittel, die man nicht selten erst nach einer Odyssee durch die halbe Stadt für viel Geld in einem abgelegenen Bioladen entdeckt. Zutaten müssen abgewogen oder einzeln abgezählt werden. Andere Diäten lassen vielleicht ein bisschen mehr eigenen Gestaltungsspielraum, dafür müssen Sie vor jedem Bissen in Tabellen nachschlagen. Etwa um zu schauen, wie hoch der glykämische Index ist. Und dann gilt es erst mal auszurechnen, wie viel man überhaupt vom jeweiligen Gericht zu sich nehmen darf ...

Das Ergebnis: Ein großer Teil Ihrer Gedanken kreist um die Nahrungsaufnahme. Statt sich also auch mal wieder in einer Tätigkeit zu verlieren und darüber das Essen zu vergessen, bis Sie echten Hunger bekommen, wird Essen zu einer, wenn nicht *der* Hauptsache in Ihrem Leben. Das ist mehr als ungünstig, wenn Sie abnehmen möchten: Einer Studie der Universität Stanford zufolge stieg bei Probanden die Produktion von Verdauungssäften um 70 Prozent, wenn sie ans Essen dachten. Mit anderen Worten: Sie bekamen ordentlich Appetit! Das ruft nun wiederum Ihr fleißiges Unterbewusstsein auf den Plan. Es will Ihnen helfen und lenkt Ihre Aufmerksamkeit – richtig! – auf alles Essbare in Ihrer Umgebung. Dieser angeborene Mechanismus Ihrer Psyche wird »selektive Wahrnehmung« genannt, und Sie können ihn ganz einfach testen: Schließen Sie die Augen, und denken Sie einmal intensiv an Ihre Lieblingsfarbe. Wenn Sie die Augen wieder öffnen, sieht es aus, als würde um Sie herum alles, was eben diese Farbe hat, aufleuchten.

Ihr Unterbewusstsein macht aber noch mehr: Als Meister der Assoziation kramt es aus seinem großen Archiv vergangener Genüsse Vorschläge hervor, die Ihnen das Wasser im Munde zusammenlaufen lassen und ganz gewiss nicht mit dem Diätplan kompatibel sind. Wenn Ihre Diät Ihnen erlaubt, einen Salat mit Meeresfrüchten zu essen, erinnert Sie Ihr Unterbewusstsein prompt an die köstliche Paella aus dem letzten Andalusienurlaub. Verspeisen Sie als Zwischenmahlzeit eine Banane, wabert vor Ihrem inneren Auge plötzlich ein Banana-Split-Eisbecher.

Ihr Hunger mag in so einem Fall zwar eigentlich gestillt sein, aber statt das so wichtige Sättigungssignal Ihres Körpers endlich registrieren zu lernen – ein wichtiger Punkt, wenn die Gewichtsabnahme dauerhaft sein soll –, laufen Sie mit Dauerappetit durch die Gegend. Und weil Sie dem gerade nicht nachgeben dürfen, vergessen Sie nie, dass Sie gerade Diät machen. Überflüssig zu erwähnen, dass Ihr Unterbewusstsein auch zum Begriff »Diät« sofort ein paar Assoziationen parat hat. Ein Gefühl des Verzichts zum Beispiel, von »zu wenig von allem«. Oder die Erinnerung daran, dass die letzte Diät auch schon nicht funktioniert hat ...

3. Problem: Verbote machen das Verbotene besonders reizvoll
Verschärft wird die Sache dadurch, dass selbst bei der abwechslungsreichsten Diät immer irgendwas verboten ist. Leider wird unsere Psyche bei Verboten zum trotzigen Rebellen. Alles, was verboten ist, wird sofort besonders reizvoll. Ganz ungefiltert tritt dieser psychologische Mechanismus bei Kindern zutage. Verbietet man einem Kind vehement, auf dem Sofa herumzuklettern, wird es mit großer Wahrscheinlichkeit den ersten unbeobachteten Moment nutzen, um – genau! – auf dem Sofa herumzuklettern. Hätte man nichts gesagt, wäre das Kind möglicherweise gar nicht auf die Sofakletterei gekommen, sondern hätte viel lieber Lego gespielt oder ein Bild gemalt. Auf die Diät übertragen, bedeutet das: Ohne Verbote – ohne Diät – gäbe es eine viel größere Chance, dass wir echte Lust auf gesunde und schlank machende Nahrungsmittel entwickeln. Mit Verboten ist es umgekehrt.

Nehmen wir zum Beispiel die vielen Trend-Diäten, die alle unter dem Oberbegriff *Low Carb* laufen. Ihr Unterbewusstsein hört nur *Low Carb* und *Diät* und weiß: Hier soll dem Chef oder der Chefin – also Ihnen – etwas vorenthalten werden! Alarm! Ihr schlaues Unterbewusstsein hat sofort kapiert, was in Zukunft nur in sehr geringen – englisch *low* – Mengen gegessen werden darf, nämlich alles mit Kohlenhydraten, auf Englisch *Carbohydrates*. Also kramt es nun wieder jede Menge prächtige Bilder hervor, die es Ihnen ununterbrochen als Diashow im Kopfkino zeigt. Das hehre Ziel: Ihnen soll es gut gehen, und darum müssen Sie rechtzeitig gewarnt werden, welche Genüsse Ihnen da durch die Lappen zu gehen drohen. Und da gibt es einiges: Kuchen, Pasta-Gerichte, Pizza, Eis, Orangensaft, Croissants, Schokolade, Bier, Bratkartoffeln ...

Na, schon Appetit bekommen? Kein Wunder! Ihr bewusstes, vernünftiges Ich – also jenes Ich, das den heroischen Beschluss gefasst hat, eine Diät zu machen – atmet in so einer Situation vermutlich einmal tief durch und versucht, an etwas anderes zu denken. Was in etwa so einfach ist wie der Versuch, nicht an eine gelbe Quietschente zu denken. Und? Woran denken Sie gerade? Sehen Sie! Die zwei Wörter »gelbe Quietschente« werden von Ihrem Unterbewusstsein sofort in ein starkes Bild umgesetzt. Es kann gar nicht anders, denn das gehört zu seinem Job.

DER LETZTE BISSEN

Haben Sie eine Süßigkeit, die Sie besonders lieben? Oder auch ein anderes kulinarisches Schmankerl, das Sie so lecker finden, dass allein beim Gedanken, darauf dauerhaft verzichten zu sollen, Ihr Kampfgeist erwacht? Dann kann ich Sie beruhigen: Bei der Abnehmmethode, die Sie in diesem Buch erlernen, sind solche Genüsse ausdrücklich erlaubt. Mehr noch: Sie sind sogar geboten! Es gibt dabei allerdings eine Bedingung: Sie müssen auch tatsächlich *genossen,* dürfen also nicht mit schlechtem Gewissen hereingedrückt werden. Wenn Sie das nächste Mal Ihre geliebten Pommes frites essen oder Ihr Schokoeis löffeln, möchte ich, dass Sie das zelebrieren, als seien Sie bei einer Probe teuerster Weine. Schnuppern Sie zunächst an der Köstlichkeit. Nehmen Sie alle Aromen wahr, die Ihnen in die Nase steigen. Dann nehmen Sie einen kleinen Bissen. Schließen Sie die Augen. Konzentrieren Sie sich auf die Konsistenz. Knuspert es? Schmilzt es zwischen Zunge und Gaumen? Verteilen sich Krümel im Mund? Beobachten Sie aufmerksam: Welcher Geschmack dominiert? Was sind die Aromen, die sich erst nach und nach beim Kauen entwickeln? Wo im Mund schmecken Sie was? Kauen Sie langsam und genussvoll. Ganz so, als hätten Sie nur diesen einen, kostbaren Bissen. Beim nächsten machen Sie es genauso. Und beim übernächsten. Und überübernächsten. So lange, bis Sie nicht mehr mögen. Sie werden feststellen, dass das Essen so zwar länger dauert, aber deutlich befriedigender ist. So viel länger, dass

Sie Ihr Sättigungsgefühl nicht verpassen. Und so befriedigend, dass Sie wahrscheinlich mit einer viel kleineren Portion auskommen und trotzdem ein Gefühl von »satt und zufrieden« haben. Und dieses Gefühl, sich etwas Außergewöhnliches gegönnt zu haben, hält lange vor. Ganz nebenbei üben Sie hier die Fokussierung auf das, was Sie tun – Sie meditieren. Probieren Sie es aus!

4. Problem: Es gibt ein Leben nach der Diät

Viele Diäten postulieren ein ehrgeiziges Ziel: Sie wollen den Abnehmwilligen eine dauerhaft gesunde Ernährung beibringen, die er auch nach der Diät fortführen kann. Um das zu erreichen, werden gesunde und figurfreundliche Nahrungsmittel und Rezepte in den Diätplan integriert. Das klingt lobenswert, oder etwa nicht? Und natürlich ist es auch toll, wenn jemand, der sich bisher immer nur von Cheeseburgern und Pommes frites mit Mayonnaise ernährt hat, zum ersten Mal im Leben einen Apfel probiert und ein Aha-Erlebnis hat, weil der gar nicht so übel schmeckt…

Aber mal ehrlich: Die meisten von uns haben bereits eine relativ genaue Vorstellung davon, was gesund und figurfreundlich ist. Wenn wir nicht die letzten Jahrzehnte auf dem Mond verbracht haben, wissen wir doch, dass Äpfel, Salat, Hähnchenfilet, Gemüse-Joghurt-Dipps und Mineralwasser besser für unsere Figur sind als Buttercremetorte, Fast Food, Chips und Piña Colada. Wir haben auch nahezu alle schon erlebt, dass gesundes Essen, das nicht dick macht, hervorragend schmecken kann. Trotzdem – und da liegt fast immer das wahre Problem! – haben wir im Alltag Schwierigkeiten, hochkalorischen, schnell zu habenden und oft sehr praktischen Verlockungen zu widerstehen oder sie nur in Maßen zu essen. Jedenfalls dann, wenn wir uns nicht an Rezeptplänen und Tabellen festhalten können.

Irgendwann ist aber auch die umfangreichste Diät mit ihren Plänen und Tabellen zu Ende. Vielleicht haben wir tatsächlich unser Wunschgewicht erreicht – aber jetzt wird es ernst, denn nun zeigt sich, ob der Erfolg von Dauer ist. Keine genauen Rezeptvorschriften nehmen uns mehr die Verantwortung darüber ab, was wir wann in welcher Menge zu uns nehmen.

Egal, was wir uns vornehmen: Früher oder später, sofort oder ganz sachte, gleitet der Großteil der Diätjünger zurück in die Ernährungsweise von vor der Diät. Das belegen zahlreiche Studien. Die zeigen zudem, dass das Ende einer Diät fast immer auch der Zeitpunkt ist, an dem das Körpergewicht wieder kontinuierlich zu steigen beginnt. Entweder langsam und zunächst unmerklich oder ganz schnell. Das führt mich zum nächsten Punkt ...

5. Problem: *Der Jo-Jo-Effekt*

Der Jo-Jo-Effekt heißt so, weil als Folge von Diäten das Gewicht zunächst wie bei einem Jo-Jo nach unten schnellen, aber anschließend genauso schnell wieder ganz nach oben flitzen kann.

Er beruht darauf, dass unserem Körper bei einer Diät weniger Energie zugeführt wird, als er benötigen würde, um den Status quo – also das aktuelle Körpergewicht – aufrechtzuerhalten. Nur so lässt sich schließlich eine Gewichtsreduktion erzielen. Blöderweise interpretiert unser Körper plötzliche Energieverknappung als Hungersnot und versucht darum ab sofort, aus jedem zugeführten Bissen das Maximum an Energie herauszuholen. Je abrupter wir die Energieaufnahme herunterschrauben, umso stärker ist dieser Effekt. Gleichzeitig will der Körper die vorhandenen Depots schützen und drosselt den Energieverbrauch. Alles, was nicht überlebenswichtig ist, wird schlechter versorgt. Darum haben wir bei einer Diät auch oft kalte Hände und Füße und fühlen uns merkwürdig energielos. Also bewegen wir uns weniger. Das ist so ähnlich, als führe man mit einem Auto extra langsam und möglichst ohne benzinzehrende Manöver, weil die Nadel der Tankanzeige sich gefährlich der Null zuneigt, aber keine Tankstelle in Sicht ist: Besonders spritzig fährt man so nicht, aber das Benzin im Tank hält deutlich länger vor.

Hören wir dann mit der Diät auf, wird es haarig. Selbst wenn man genauso viel isst wie vorher, besteht die Gefahr, dass deutlich mehr der zugeführten Energie in den Fettdepots gebunkert wird als zuvor. Besser durchdachte Diäten steigern darum gegen Ende peu à peu die Energiemenge, damit wir uns ganz langsam wieder an normale Portionen gewöhnen und der Stoffwechsel sich anpassen kann. Wer dann noch gleichzeitig den Verbrauch erhöht, indem er vermehrt Sport macht, hat die Chance, den Jo-Jo-Effekt einigermaßen im Zaum zu halten.

Nun sind aber nur wenige Diäten so vorausschauend angelegt. Insbesondere Crash-Kuren, die innerhalb von ein paar Tagen gigantischen Gewichtsverlust versprechen, ziehen den Jo-Jo-Effekt an wie das Licht die Motten. Wenn die Selbstkasteiung doch wenigstens was bringen würde! Stattdessen ist der bei solchen Kuren tatsächlich schnell eintretende Gewichtsverlust eine reine Mogelpackung, weil hauptsächlich Wasser ausgeschieden wird – das Fett bleibt, wo es ist. Hinzu kommt, dass keine andere Diät so schlapp macht und solch einen Heißhunger auf »endlich wieder was Leckeres« erzeugt wie eine, die auf nur einem einzigen Nahrungsmittel basiert, wie das bei Ananas-, Kartoffel- oder Kohlsuppen-Diäten nun mal der Fall ist. Ein kräftiger Jo-Jo-Effekt ist unvermeidlich, und schwuppdiwupp ist man nicht nur nicht schlanker, sondern sogar deutlich dicker als zuvor.

6. Problem: Der mentale Set Point
Selbst wenn man es schafft, den Jo-Jo-Effekt auszutricksen, gibt es noch ein kniffliges Problem, und das ist der mentale Set

Point – und der ist normalerweise nicht so einfach in den Griff zu kriegen.

Dabei ist der mentale Set Point nicht zu verwechseln mit dem physischen (auch wenn er begrifflich daran angelehnt ist): Nach der umstrittenen Theorie eines physischen Set Points ist unser Körpergewicht im Erwachsenenalter genetisch festgelegt. Das bedeutet, egal, wie sehr wir uns anstrengen, früher oder später werden wir uns wieder auf dem gleichen Gewicht einpendeln. Man hat diese Theorie entwickelt, nachdem man beobachtet hatte, dass Versuchspersonen bei gleicher Energiezufuhr und gleicher körperlicher Aktivität in sehr unterschiedlichem Maße zu- und abnahmen. Also nahm man an, dass die Stoffwechselaktivität nach Maßgabe des individuellen Set Points gesteuert wurde.

Bevor wir uns missverstehen: Ich halte nur wenig von dieser Idee eines fixen Sollgewichts. Dafür habe ich schon oft genug erlebt, dass eine Gewichtsveränderung tatsächlich dauerhaft sein kann – wenn man es richtig angeht. Allerdings bin ich davon überzeugt, dass es einen gedanklichen Set Point gibt, also eine im Unterbewusstsein gespeicherte Idee, wie unser »normales« Ich aussieht und wie es sich in bestimmten Situationen »normalerweise« verhält. Dazu gehören auch ein »normales« Gewicht, eine für uns »normale« Kleidergröße und ein für uns »normales« Essverhalten.

Je schneller man nun an Gewicht verliert, umso eher registriert unser Unterbewusstsein die plötzliche Veränderung als Abweichung von diesem Norm-Ich und setzt alles daran, wieder das Spiegelbild herzustellen, das es seit Jahren kennt. Also stiftet es uns an, wieder all die Dinge zu tun, die vor der Diät dazu geführt haben, dass wir runder geworden sind, als wir eigentlich sein wollen.

Warum unser Unterbewusstsein das tut? Ganz einfach: Weil wir es ihm beigebracht haben. Ist unser Selbstbild seit vielen Jahren das eines unsportlichen, aber gemütlichen Dickerchens mit Schwäche für Süßkram, dann wird es unserem Unterbewusstsein nicht plötzlich einfallen, uns Lust auf Joggingtouren und grüne Smoothies einzurichtern, nur weil wir auf einmal im Spiegel merkwürdig anders aussehen. Stattdessen setzt es alles daran, das Dickerchen-Bild, mit dem wir es seit Jahren füttern, (wieder) wahr werden zu lassen. In diesem Zusammenhang ist es fürs Unterbewusstsein ausgesprochen praktisch, dass es zu seinen Aufgabengebieten gehört, unsere Gewohnheiten zu hegen und zu pflegen. Alles, was wir eine gewisse Zeit lang regelmäßig tun, wird automatisiert, damit wir den Kopf frei haben und keine unnötige Zeit mit Grübeleien über Kleinigkeiten verplempern. Diesen eigentlich sehr segensreichen Mechanismus nennt man auch Lernen. Ihm haben wir es zum Beispiel zu verdanken, dass wir Auto fahren können, ohne uns vor jedem Schaltvorgang fragen zu müssen, was nun eigentlich der nächste Schritt ist – so, wie es einst der Fall war, als wir zum ersten Mal im Fahrschulauto saßen.

Wenn wir nun die vergangenen zwanzig Jahre jeden Morgen zum Frühstück ein weich gekochtes Ei und ein paar dick gebutterte Toasts mit Erdbeermarmelade zum Kaffee gegessen haben, dann hat das entsprechende Verhalten eine stabile neuronale Schleife in unserem Gehirn hinterlassen. Man könnte auch sagen, dass wir da ein für Störungen recht unanfälliges Programm im Kopf haben, das nach dem Aufstehen aktiviert wird. Unser ganzes System, so nenne ich die Einheit aus Körper und Geist, hat gelernt: Das ist es, was man tut, nachdem man das Bett verlassen hat. Ohne groß drüber nachzudenken, tappen wir in die Küche, platzieren das Ei im Eierkocher, setzen das Kaffeewasser auf, bereiten den Filter mit dem Kaffee vor, werfen die Brotscheiben in den Toaster und stellen Butter und Marmelade auf den Tisch.

Selbst wenn wir dieses Verhalten während einer Diät mittels Willensanstrengung unterbrochen haben, heißt das nicht, dass das ursprüngliche Programm gelöscht wäre. Gewohnheiten sind ziemlich hartnäckig, und um sie zu verändern, muss man sie im Normalfall relativ lange bewusst durch ein anderes Verhalten ersetzen. Hypnose kann diesen Prozess enorm vereinfachen, weil sie neue Verhaltensweisen direkt im Unterbewusstsein platzieren kann. Allerdings funktioniert hier kein x-beliebiges Verhalten: Es muss uns exakt die gleichen Vorteile und die gleiche Befriedigung verschaffen wie das zu ersetzende.

Anders gesagt: Wenn Sie in drei Wochen Diät jeden Morgen mit Widerwillen eine Portion Haferbrei in sich hineingelöffelt haben, weil das so im Diätplan stand, werden Sie dadurch nicht automatisch zu einem Haferbrei-Fan. Hat Ihnen also die Diät nicht zufällig eine großartige Alternative zu Ihrem unkomplizierten (Vorteil eins) und schnell zubereiteten (Vorteil zwei), leckeren (Vorteil drei) und obendrein preiswerten (Vorteil vier) Erdbeertoast mit einfach zu beschaffenden Zutaten (Vorteil fünf) präsentiert, ist die Wahrscheinlichkeit groß, dass die alte Gewohnheit unmittelbar nach Diätende wieder zum Einsatz kommt. Ähnlich verhält es sich natürlich mit Angewohnheiten wie dem täglichen Törtchen am Nachmittag, der Flasche Bier vor den Fernsehnachrichten, dem Griff ins Lakritzschälchen beim Telefonieren ...

Und die Moral von der Geschicht?
Diäten helfen wirklich nicht!

Alles deutet darauf hin: Diäten können keinen langfristigen Erfolg haben. Ganz im Gegenteil. Diäten machen, auf einen längeren Zeitraum gesehen, sogar dick. Untersuchungen zeigen außerdem, dass es mit jeder weiteren Diät schwerer wird, wieder an Gewicht zu verlieren. Die Folgen sind Frust und ein angeschlagenes Selbstwertgefühl – einmal, weil man immer noch nicht die Figur hat, die man sich wünscht, zum anderen, weil da diese Zweifel an der Seele nagen, die flüstern:»Wahrscheinlich liegt es doch irgendwie an mir.«

Ich versichere Ihnen nochmals: Es liegt nicht an Ihnen. Ziehen Sie die einzige logische Konsequenz aus all dem Frust: Werfen Sie Ihre Diätpläne in den Müll. Sie brauchen sie nicht. Wenn Sie mit dauerhaftem Effekt abnehmen wollen, ist das Letzte, was Sie brauchen, eine Diät. Stattdessen benötigen Sie eine unkomplizierte Methode, die langfristig alltagstauglich ist und zu Ihnen passt wie eine maßgeschneiderte Garderobe. Eine Methode, die ohne Verbote und komplizierte Pläne auskommt und die Sie darum auch nicht zum gesellschaftlichen Außenseiter werden lässt. Eine Methode, mit der Sie ganz entspannt auf jede Party und zu jeder Essenseinladung gehen können. Eine Methode, bei der der Jo-Jo-Effekt keine Chance hat.

Eine Abnehmmethode muss sich ihrem Nutzer anpassen – nicht umgekehrt

Wie so eine wundersame Methode aussieht? Sie muss uns helfen, eine bildhafte Vorstellung davon zu entwickeln, wie wir überhaupt aussehen und uns fühlen möchten. Denn nur dann können wir unserem Unterbewusstsein glaubhaft vermitteln, dass genau *dieses* schlanke, attraktive Ich unser »normales« Ich ist.

Sobald wir das geschafft haben, ist der mentale Set Point geknackt: Er hängt nicht mehr unveränderlich auf der Einstellung »mollig« fest. Stattdessen wandelt er sich zu einem fantastischen Instrument, mit dessen Hilfe uns unser Unterbewusstsein automatisch immer wieder zu unserem schlanken Wunsch-Ich zurückbringt, sobald wir anfangen, uns davon zu entfernen. Damit das nun aber funktionieren kann, müssen unserem Unterbewusstsein die richtigen Werkzeuge zur Verfügung stehen: Automatisierte Verhaltensweisen, die uns helfen, mühelos schlank zu werden und schlank zu bleiben.

Bevor wir die entwickeln und anschließend mithilfe von Selbsthypnose und hypnotisch wirksamen Übungen implementieren können, müssen wir die individuellen Gewohnheiten verstehen, die uns überhaupt haben dick werden lassen. Dabei ist es leider nicht damit getan, festzustellen, dass der tägliche Karamellriegel am Nachmittag und die halbe Tüte Chips vor dem Schlafengehen unsere Figur gefährden – und den Karamellriegel dann pauschal durch eine Möhre und die Chips durch ein paar Gurkenscheiben mit Schnittlauchquark zu ersetzen. Das kann für einige Menschen zwar gut funktionieren, weil sie Möhren und Schnittlauchgurken super finden. Anderen kommt das so vor, als wolle man einen Urlaub zu den Lavendelfeldern in Südfrankreich mit einem Ausflug an den nächsten Baggersee ersetzen. Solche wiederkehrenden Verhaltensweisen sind nämlich nicht einfach schlechte Angewohnheiten, die man durch »irgendwas Gesundes« austauschen kann, wie das in Diäten immer wieder versucht wird. Manches lässt sich unter Umständen auch gar nicht ersetzen – zum Beispiel Ihre absolute Lieblingsleckerei.

Einer der wichtigsten Schritte zu dauerhaftem Gewichtsverlust muss es also sein, zu entschlüsseln, welche geheimen Intentionen unser Unterbewusstsein mit unseren »dicken« Gewohnheiten eigentlich verfolgt. Spannende Detektivaufgaben also, die Sie schon bald lösen werden!

Doch bevor Sie sich Ihre Sherlock-Holmes-Mütze aufsetzen, habe ich noch ein kleines Ritual für Sie, mit dem Sie tatsächlich jetzt schon spüren können, wie erleichtert und frei Sie sich fühlen werden, wenn Sie sich von Ihrer Last der überflüssigen Pfunde befreit haben.

DER STEIN DER ERKENNTNIS

Für dieses Ritual suchen Sie sich bitte zunächst einen kleinen Stein. Nehmen Sie den Stein in die Hand. Schließen Sie die Augen. Und nun geben Sie gedanklich alles Negative, das Sie mit Ihren überflüssigen Pfunden verbinden, in diesen Stein hinein. Stellen Sie sich vor, wie es aus Ihrem Körper über die Handfläche in den Stein hineinfließt: die Blicke der anderen, die Unbeweglichkeit, die Kurzatmigkeit, die Schwierigkeit, schöne Kleidung zu finden, und so weiter. Dann stecken Sie den Stein in Ihren Schuh. Definieren Sie nun ein Ziel in etwa einem Kilometer Entfernung. Das kann ein Park sein, ein Waldstück, ein Feldweg oder auch ein Bach oder Teich. Nun ist Ihre Aufgabe, mit dem Stein im Schuh zu diesem Ziel zu gehen. Das symbolisiert Ihren Weg: Sie werden Ihr Gewicht nicht von einem Tag auf den anderen los – aber Sie wissen, dass Sie Ihr Ziel erreichen werden. Dort angekommen, nehmen Sie den Stein aus dem Schuh und werfen ihn entweder hinter sich auf den Weg oder in das Gewässer. Dann gehen Sie weiter, ohne sich umzuschauen. Wählen Sie einen anderen Weg zurück – nicht wieder am Stein vorbei –, und spüren Sie, wie Sie sich von einer großen Last befreit haben.

Kapitel 3

Neue Perspektiven: Warum Essen niemals nur den Hunger stillt, Sie Ihr schlankes Ich bereits in sich tragen – und wie Sie die Tür zu einer neuen Realität aufstoßen

Kennen Sie noch die schönen alten Notizbücher mit edlen Textileinbänden, die man früher mal als Poesiealbum oder Tagebuch benutzte? Damals, bevor Smartphones und Computer das Schreiben mit der Hand eine nahezu vergessene Kunst werden ließen? Ich habe immer so ein Notizbuch bei mir, es ist mein wertvollster Begleiter. Hier notiere ich neue Ideen, Eindrücke oder Gedanken. Ich besitze zwar auch ein Smartphone, aber dort trage ich höchstens wichtige Termine ein, alles andere landet wie eh und je zwischen zwei Buchdeckeln. Ich möchte Sie nun bitten, sich genau zwei solcher Notizbücher zum Geschenk zu machen. Dazu einen Stift, der Ihnen gut in der Hand liegt. Das kann ein altmodischer Füller sein, aber auch ein Kugelschreiber, der angenehm übers Papier gleitet. Eben etwas, mit dem das Schreiben zum Fest wird. Schaffen Sie es gerade nicht in ein Schreibwarengeschäft, möchten aber sofort loslegen, tun es erst mal ein paar Zettel und ein beliebiger Stift – kleben Sie dann einfach den Papierbogen später ein.

Ihre beiden Notizbücher werden Sie ab sofort auf dem Weg zu Ihrem schlanken Selbst begleiten. Je angenehmer es Ihnen ist, sie zur Hand zu nehmen, je schöner Sie es finden, darin zu schreiben, umso größer wird der Effekt sein, den Sie damit erzielen. Gleich geht es direkt los mit ein paar Fragen, die Sie bitte so ehrlich wie möglich beantworten. Ihre Antworten bilden die Grundlage für Ihren dauerhaften Abnehmerfolg, und Sie werden bei der Auseinandersetzung mit diesem Buch immer einmal wieder darauf zurückkommen. Es ist dabei außerordentlich wichtig, dass Sie die Antworten nicht nur im Kopf geben, sondern diese tatsächlich niederschreiben – mit der Hand und möglichst in zusammenhängender Schreibschrift. Das handschriftliche Notieren hat verschiedene wünschenswerte Nebenwirkungen. Bestimmt haben Sie schon einmal erlebt, dass Sie einkaufen gegangen sind, ohne sich eine Einkaufsliste zu machen. Im Geschäft zwischen den Regalen mit all den Waren schwirrt Ihnen dann plötzlich der Kopf: Was war es noch gleich, was fehlte? Am Ende ist die Wahrscheinlichkeit groß, dass Sie Dinge vergessen und gleichzeitig Sachen in Ihren Einkaufswagen häufen, die Sie eigentlich gar nicht brauchen. Mit Einkaufsliste wäre das nicht passiert – vermutlich sogar, wenn Sie die Liste nach dem Schreiben daheim auf dem Küchentisch liegen gelassen hätten. Das ist so ähnlich wie mit dem Pfuschzettel, den man früher in der Schule geschrieben hat und den man dann doch nicht brauchte, weil man sowieso genau wusste, was draufsteht. Was wir aufschreiben, merken wir uns einfach besser.

Erkenntnis aus dem Handgelenk

Das Geheimnis dahinter: Während gedankliche Überlegungen oft im Diffusen wabern und manchmal mehr Gefühl als konkreter Inhalt sind, zwingt das Aufschreiben Sie, die Dinge ebenso differenziert wie deutlich zu formulieren. Bei einer Einkaufsliste müssen Sie nur genau überlegen, was im Haushalt fehlt. Bei anderen Fragestellungen – etwa der, warum Sie eigentlich abnehmen möchten – sind die Überlegungen etwas komplexer. Während des Schreibens werden Ihnen Dinge klarer, es ist Teil eines Erkenntnisprozesses – und Erkenntnis ist der erste Schritt zur Veränderung. Auch der Wandlung von einem betrübten Ich, das einige oder auch viele Kilos zu viel mit sich herumträgt, hin zu einem schlanken, glücklichen Ich.

Ganz praktisch haben Sie durch das Aufschreiben natürlich auch immer die Möglichkeit, noch einmal Ihre eigenen Gedanken nachzulesen.

Ein weiterer Vorteil besteht darin, dass Ihr Gehirn sich Geschriebenes besser einprägen kann. Das Schreiben fügt dem reinen Denken einen Sinneseindruck hinzu, der den Inhalt des Geschriebenen mit einer zusätzlichen neuronalen Spur im Gedächtnis verankert. Hinzu kommt, dass im Gehirn das Sprachzentrum direkt neben dem Bereich liegt, der die Handbewegungen steuert. Beide Bereiche stehen in reger Wechselwirkung. Wenn wir nun mit der Hand schreiben, sind alle Schwünge, Schlaufen, Punkte und Striche der verschiedenen Buchstaben zusätzliche Informationen, die unser Gehirn in neuronale Pfade umsetzt. Und eine jede solche Zusatzinformation verfestigt den damit verknüpften Inhalt auf einer weiteren Ebene. Beim Schreiben auf dem Computer ist dieser Effekt sehr viel geringer ausgeprägt, weil die Informationen, die unser Gehirn beim Tippen auf der Tastatur erhält, für jeden Buchstaben gleich sind.

Bitte hetzen Sie nicht durch die Fragen. Wenn Sie gerade keine Zeit haben, verschieben Sie die Beantwortung besser auf einen ruhigen Moment. Sie sollten Gelegenheit zum Nachdenken haben, ohne gestört zu werden. Nehmen Sie in einem solchen Augenblick das erste Notizbuch zur Hand (was Sie mit dem zweiten machen sollen, werde ich in Kürze natürlich auch noch erklären). Machen Sie es sich dabei ruhig richtig gemütlich. Zünden Sie ein paar Kerzen an, brühen Sie sich eine Tasse Tee auf, oder gießen Sie sich auch ein Glas Wein ein. Jetzt ist ein feierlicher Moment: Sie machen nun die ersten Schritte auf dem Weg in Ihre schöne, schlanke Zukunft.

Vier Fragen für eine schlanke Zukunft

1. Mehr als nur lecker: *Was ist für Sie das Positive am Essen?* Ich möchte, dass Sie sich auf die Suche nach dem begeben, was das Essen über die reine Nahrungsaufnahme hinaus verführerisch macht. Was macht das Essen mit Ihren Gefühlen? Wie beeinflusst es Ihr Wohlbefinden? Hilft Ihnen Essen, mit bestimmten Situationen besser fertigzuwerden? Und welche Art von Essen ist das? Salat? Süßes? Ihre Leibspeise?

Gehen Sie also bitte einmal in Gedanken einen typischen Tag mit all seinen großen und kleinen Mahlzeiten durch. Damit meine ich nicht nur Frühstück, Mittag- und Abendessen, sondern auch alles dazwischen. Den Muffin, den die neue Kollegin mitgebracht hat. Die Reste, die Ihre Kinder übrig gelassen haben und die Sie nicht wegwerfen wollen. Jedes Schokoladenstückchen, jedes Bonbon und auch jedes Naschen am Topf beim Kochen. Denken Sie an die Male, bei denen Sie im Meeting in die Knabberschale auf dem Konferenztisch greifen, und vergessen Sie nicht die Getränke: Softdrinks wie Cola oder Limonade, Milchkaffee, Bier und Säfte sind Nahrungsmittel, die entscheidend zur gesamten Energiemenge beitragen können. Warum trinken Sie, zum Beispiel, Cola und kein Wasser? Oder greifen zum Orangensaft statt zur Orange?

Vielleicht denken Sie gerade: *O Gott, wie furchtbar! Was ich alles über den Tag in mich reinstopfe! Da möchte ich lieber gar nicht so genau drüber nachdenken!* Dann möchte ich Sie bitten, es dennoch zu tun, wenn es Ihnen mit dem Abnehmen ernst ist. Es geht hier absolut nicht darum, Ihnen Schuldgefühle zu verursachen! Aber es ist enorm wichtig, dass Sie Ihren Essgewohnheiten auf den Grund gehen. Sie müssen herausfinden, warum Sie in welcher Situation was essen – und auch, warum Sie manchmal nicht rechtzeitig aufhören.

Lassen Sie sich Zeit. Denken Sie genau nach, und schreiben Sie im Anschluss alles auf, was Ihnen zu den positiven Nebeneffekten des Essens einfällt. Ihnen fällt nichts ein? Dann lassen Sie die Frage erst mal sacken, und machen Sie mit den nächsten Fragen weiter. Wir werden später noch einmal auf diese Fragestellung zurückkommen.

2. Jedes Ding hat zwei Seiten: *Was ist für Sie das Negative am Essen?*
Hier geht es darum, was Ihnen *persönlich* am Essen missfällt. Das könnte zum Beispiel sein, dass man von bestimmten Sachen so leicht zunimmt. Oder dass es manchmal so schwierig ist, sich gesund zu ernähren, wenn man wenig Zeit hat. Dass manche Gerichte so unheimlich viel Zeit für die Zubereitung benötigen, weshalb man dann lieber zu etwas Praktischerem greift. Wahrscheinlich wird Ihnen die Beantwortung dieser Frage ziemlich leichtfallen.

3. Der richtige Antrieb: *Warum möchten Sie abnehmen?*
Die Triebfeder hinter dem Vorhaben, abzunehmen, ist meist nur ein einziger Wunsch. Sich diese Hauptmotivation klar vor Augen zu führen ist sehr wichtig. Nur wer weiß, warum er oder sie etwas tut, kann sein Ziel auch erreichen. Besonders starke Beweggründe sind immer solche, bei denen man sich auf das Ergebnis seiner Aktion freut. Etwa weil man sich endlich wieder wohl und schön in seiner Haut fühlen will. Oder Kurzatmigkeit und Schwerfälligkeit hinter sich zu lassen und sich geschmeidig bewegen zu können.

Möglicherweise ist Ihre Motivation aber auch die Vermeidung eines negativen Zustands. Vielleicht haben Sie Sorge, dem Beispiel Ihrer Eltern zu folgen, die mit steigendem Alter kontinuierlich runder werden und deswegen mit allerlei Zipperlein oder auch mit handfesten Krankheiten wie Diabetes zu kämpfen haben. Hier handelt es sich um eine negative, also vermeidende Motivation: Statt etwas Schönes von ganzem Herzen erreichen zu wollen, möchten Sie etwas Unangenehmes verhindern. Grundsätzlich geben solche vermeidenden Motivationen weniger Schwung als positiv aufgeladene Beweggründe. Sie können aber dennoch recht stark sein, wenn sie mit Emotionen gekoppelt sind und Sie das Negativbeispiel in Form geliebter Personen direkt vor Augen haben.

Vielleicht haben Sie aber auch nur pflichtschuldig beschlossen abzunehmen, weil Ihr Arzt gesagt hat, Sie täten gut daran, Ihr Körperfett zu reduzieren, da Ihnen das über kurz oder lang gesundheitliche Probleme bringen *könnte*. Aber eigentlich fühlen Sie sich gar nicht so unwohl. Eine solch vage Aussicht darauf, dass irgendwann in der Zukunft etwas Negatives passieren könnte, aber keineswegs muss, ist eine erschwerte Bedingung für eine dauerhafte Gewichtsabnahme. Ihrer Motivation fehlt dann die Emotion. Die ist aber der Treibstoff, den Sie benötigen, um sich auf den Weg zu machen und jeden Schritt zum Ziel zu gehen. Hilfreich kann es in diesem Fall sein, noch einmal mit dem Arzt zu sprechen und zu fragen, welche konkreten Maßnahmen er Ihnen empfiehlt – vielleicht ist etwas darunter, wofür Sie sich wirklich begeistern können. Eine neue Sportart zum Beispiel. Die könnte dann den Initialkick bringen, dass Sie Lust an einer gesunden Lebensweise entwickeln und dieses Programm hier wirklich fruchten kann.

Manche Menschen möchten auch abnehmen, um ihrem Partner zu gefallen. Das kann eine starke positive Triebfeder sein, sofern dieser Wunsch in Ihnen selbst gereift ist und Sie *sowohl* für Ihren Partner schön und attraktiv sein möchten *als auch* für sich selbst. Ist es aber der Partner, der verlangt, dass Sie abnehmen, und demütigt er Sie vielleicht obendrein mit verletzenden Bemerkungen über Ihr Äußeres und Ihr Essverhalten, liegt der Fall anders. Vielleicht möchten Sie dann abnehmen, damit die Gemeinheiten ein Ende haben. Genau das – nicht mehr verletzt werden zu wollen – ist dann Ihre Motivation, und nicht der Wunsch, schlanker zu werden. Bevor Sie in solchen Fällen an eine Gewichtsabnahme denken, sollten Sie sich erst einmal fragen, ob Sie mit dem richtigen Menschen zusammenleben. Es ist gut möglich, dass Ihre Pfunde ein Schutzpanzer sind, den Sie sich angefuttert haben, um den Alltag mit solch einer toxischen Person zu überstehen. Es ist ebenfalls gut möglich, dass die Pfunde von allein purzeln, sobald Sie die Situation verändern. Das ist in vielen Fällen eine Trennung, aber manchmal hilft auch ein offenes Gespräch mit dem Partner oder eine Paartherapie. Ich bin mir bewusst, dass das oft leichter gesagt als getan ist. Vielleicht schämen Sie sich auch, obwohl dazu kein Grund besteht. Ein erster Schritt kann es sein, sich Menschen gegenüber zu öffnen, die nur Ihnen nahestehen, oder auch einen Psychologen zurate zu ziehen. Dann sehen Sie vermutlich bereits klarer, was zu tun ist.

Eine ähnliche Situation liegt vor, wenn Sie wegen Ihres Äußeren gemobbt werden. Auch hier wäre es angezeigt, zunächst die belastende Situation zu verändern oder zu verlassen, bevor Sie an eine Gewichtsabnahme denken. Holen Sie sich Hilfe – auch für Mobbingopfer gibt es zahlreiche Selbsthilfegruppen.[2]

---

[2] In meinem Buch *Das Geheimnis der Intuition* finden Sie viele Tipps und Übungen, wie Sie Ihre Intuition stärken können, um auch schwierige Entscheidungen konstruktiv treffen zu können. Dazu gehören Arbeitsplatzwechsel oder Trennungen von langjährigen Partnern – zum Beispiel wenn es gemeinsame Kinder gibt, die unter einer Trennung leiden könnten. Ihre Intuition kann Ihnen auch helfen, einen Plan für die Zeit nach der Entscheidung zu entwickeln.

4. Das neue Ich im Kokon: *Wie entsteht Ihre Realität?*
Diese Frage scheint Ihnen vielleicht die merkwürdigste von
allen zu sein. *Was soll das heißen: Wie entsteht meine Realität?*,
wundern Sie sich eventuell. Möglicherweise sind Sie – wie
viele Menschen – der Ansicht, dass Realität etwas Gegebenes
ist, ein Faktum. Das Haus, in dem Sie leben, vielleicht seit langer Zeit, das *ist* doch einfach. Es ist wirklich da und kein Traum.
Sie können es anfassen mit seinen Wänden, seinen Zimmern,
seinen Türen und Fenstern. Es ist real. Sie können die Tür öffnen und hindurchgehen, die Treppe rauf und wieder runter.
Das stimmt natürlich.

Stellen Sie sich aber nun vor, Sie verkaufen Ihr Haus. Ein
paar Wochen später fahren Sie zufällig vorbei und sehen, dass
das Haus komplett in ein Gerüst und eine Bauplane gehüllt ist.
Die Tür steht offen. Sie halten an und treten ein. Sie staunen:
Überall wuseln Arbeiter herum, reißen Wände ein und Böden
auf, verlegen Fliesen und Parkett ... Ein paar Wochen später
sind Gerüst und Plane fort, aber das Haus ist nicht wiederzuerkennen. Es hat neue Fenster bekommen, einen Anbau mit
Wintergarten, neuen Putz und Farbe, eine Sauna im Keller und
eine Dachterrasse. Das hat Zeit beansprucht und viel Arbeit
gemacht, aber der neue Eigentümer wusste genau, wo er hin-
will. Nun ist das Haus plötzlich ein ganz anderes als jenes,
das Teil Ihrer Realität war. Dem vorausgegangen ist ein Plan
oder, anders gesagt: ein Gedanke. Ein Traum, wenn Sie so wollen. Dem Käufer gefiel das Haus nicht, wie es war. Aber er sah
etwas anderes darin, etwas, was es sein könnte. Er hat sich
genau überlegt, was er will, und diese Überlegungen schließlich umgesetzt. Eine neue, absolut fassbare Realität ist entstan-
den – emporgestiegen aus Gedanken.

Ähnliches geschieht ständig in unserem Inneren. In unserem Unterbewusstsein gibt es jede Menge Pläne davon, wie
etwas ist – beziehungsweise zu sein hat. Pläne von dem, was
wir für unsere »Realität« halten. Im Normalfall richten sich

diese Pläne nach unseren Gewohnheiten. Gehen wir täglich bei der Arbeit um zwölf Uhr in die Kantine, ist die Wahrscheinlichkeit groß, dass wir auch am Wochenende um Punkt zwölf Hunger bekommen. Und stehen wir unter der Woche um sechs auf, schlagen wir auch die ersten Tage unseres Urlaubs um dieselbe Zeit die Augen auf – bis sich unsere innere Uhr umgestellt hat. Wir haben im Unterbewusstsein auch einen Plan, was wir selbst so für eine Type sind, ich hatte das im vorigen Kapitel schon angedeutet. Wir haben eine Vorstellung davon, wie wir normalerweise aussehen. Davon, wie wir in bestimmten Situationen reagieren. Welche Kleidung gut zu uns passt. Ob wir eine Nachteule oder ein Frühaufsteher sind. Ob wir lieber nach Italien oder nach Schweden in Urlaub fahren. Wir wissen, dass wir Krimis mögen und keine Science-Fiction-Romane. Oder umgekehrt. Wir kennen unsere Lieblingsgerichte.

Zu unserem Standard-Ich gehören auch all unsere kleinen, täglichen Verhaltensweisen. Viele Menschen greifen zum Beispiel in Stresssituationen zu Süßigkeiten und sagen sich dann: »Das brauche ich in dem Moment einfach für meine Nerven.« Oder sie naschen, wenn sie für die Uni oder Schule lernen, eine Tafel Schokolade und denken dabei: »Dann kann ich mich besser konzentrieren!« Wenn sie abends Wein oder Bier trinken, sind sie der Überzeugung: »Das brauche ich, um nach einem anstrengenden Tag runterzukommen!« Oder: »Ich würde ja gern walken, aber abends nach der Arbeit bin ich so kaputt, da kann ich nicht mehr!«

All diese Dinge sind Erwartungen. Erwartungen, die wir an uns selbst haben und die uns unser Unterbewusstsein erfüllen hilft, indem es unsere Handlungen automatisiert: Ehe wir es überhaupt merken, sind wir so ein weiteres Mal an unseren Sportschuhen vorbeigegangen, die in der Ecke verstauben, und haben nach der Chipstüte gegriffen. Die Chipstüte statt der Walkingrunde ist jedoch kein Schicksal. Sie wird zu unserer

Wirklichkeit, weil wir von uns erwarten, abends zu müde zum Walken zu sein! Erwartungen sind aber im Grunde nichts anderes als Gedanken – und genau darum ist die Wirklichkeit veränderbar. Nicht die der ganzen Welt, zumindest nicht durch eine Person allein – aber wenn wir die Kontrolle über unsere Gedanken zurückerobern und nur das erwarten, was wir auch wirklich wollen, dann verändert sich unsere Lebenswirklichkeit. Unsere Erwartungen sind das Navi, mit dem wir durch den Alltag manövrieren.

Darum möchte ich Sie bitten: Ändern Sie jetzt die Route! Geben Sie ein neues Ziel ein! Wenn Sie ein schlanker Mensch sein möchten, der Ihren ganz persönlichen Attraktivitätsvorstellungen entspricht, dann beginnen Sie damit, dass Sie sich selbst bewusst so vorstellen: als schlanken, attraktiven Menschen. Mit der *Fake it till you make it*-Übung im ersten Kapitel haben wir das schon ein bisschen trainiert. Statt allerdings nur ab und zu so tun, als ob wir bereits schlank seien, müssen wir das schlanke Gefühl zu unserem Lebensgefühl machen.

Das fühlt sich ganz am Anfang noch seltsam an – unser jetziges Standard-Ich findet die Aussage »Ich bin schlank und attraktiv« wahrscheinlich erst einmal erheiternd, schließlich sieht es im Spiegel etwas anderes. Vertrauen Sie mir, bald ist das vorüber, und Sie werden merken, wie Ihr Unterbewusstsein peu à peu Wege findet, die Ihre Vorstellung zur Realität werden lassen! Bis dahin können Sie sich mit verschiedenen Kunstgriffen behelfen. Etwa der Visualisierungsübung, die ich Ihnen gleich zeigen werde. Eine weitere wirksame Technik: Stellen Sie sich Ihr schlankes, trainiertes und attraktives Ich unter einem Kokon vor, der von Ihrer Speckschicht gebildet wird. Ihr neues, schlankes Selbst ist bereits da, in Ihnen drin. Sie müssen nur noch den Kokon abschälen, Schicht für Schicht. Das ist ein Bild, das Ihr Unterbewusstsein unmittelbar verstehen und umsetzen kann. So, wie der Hauskäufer aus dem vorigen Beispiel ein neues, völlig verändertes Haus in dem alten glimmen sah, schimmert Ihnen in Ihrem jetzigen bereits das neue Ich entgegen.

Machen Sie es sich klar: Sie nehmen nun Ihr Leben in die Hand! Statt eine zum Scheitern verurteilte Diät zu machen, setzen Sie dort an, wo eine Veränderung wirklich etwas bringt: in Ihrem Unterbewusstsein.

DAS WAHRE ICH

Die folgende Visualisierung wird mit geschlossenen Augen durchgeführt. Lesen Sie sich darum den Text zunächst genau durch, damit Sie wissen, was Sie sich vorstellen sollen.

Konzentrieren Sie sich auf Ihren Atem. Atmen Sie tief ein. Fühlen Sie, wie sich Ihre Lunge füllt. Dann atmen Sie wieder tief aus. Wiederholen Sie das einige Male und merken Sie, wie Ihr Körper und Geist zur Ruhe kommen. Nun sehen Sie sich selbst, wie Sie mit Ihrem Idealgewicht aussehen. Denken Sie an das schlanke Ich im Kokon, das sich unter Ihrer Speckschicht versteckt und hinauswill. Sie sehen jetzt dieses schlanke, neue Ich. Gerade haben Sie geduscht und stehen nackt vor einem großen Spiegel, der Ihren ganzen Körper zeigt. Betrachten Sie sich ganz genau. Genießen Sie Ihr neues, attraktives Äußeres. Sportlich. Trainiert. Schlank. Spüren Sie, wie sich das Gefühl der Zufriedenheit in Ihrem ganzen Körper ausbreitet. Lassen Sie es bis in die Fingerspitzen vordringen, bis in die Zehen. Mit jedem Einatmen atmen Sie nun diese absolute Zufriedenheit ein. Spüren Sie Ihre neue Leichtigkeit. Frei von allem unnötigen Gewicht, das Sie in der Vergangenheit mit sich herumgetragen haben. Sagen Sie sich, dass Sie genau so aussehen werden. Die Kraft, dieses neue, wahre Ich herauszuschälen aus Ihrer jetzigen äußeren Erscheinung, liegt in Ihnen. Es ist schon da. Sagen Sie sich: Das ist mein wahres Ich! So werde ich aussehen! Genau so! Genießen Sie Ihr wahres Ich noch einige Momente. Diesen wunderbaren Anblick.

Spüren Sie Ihr wahres Ich. Lassen Sie dieses schöne Gefühl Ihren Körper fluten. Atmen Sie Zufriedenheit. Atmen Sie noch drei Mal ganz tief ein und aus. Öffnen Sie die Augen. Machen Sie diese Visualisierung von nun an immer dann, wenn Sie einen Moment Zeit dafür finden. Ein, zwei Minuten reichen völlig aus, haben aber bereits eine riesige Wirkung auf Ihre Selbstwahrnehmung und Ihr Unterbewusstsein.

Ein Journal mit magischen Kräften

Legen Sie nun das erste Notizbuch beiseite, und nehmen Sie das zweite zur Hand. Dies wird ab sofort Ihr persönliches Journal, ein Tagebuch, das Sie am besten immer dabeihaben. Notieren Sie dort von nun an jeden Tag alles, was Sie gegessen und getrunken haben. Schreiben Sie außerdem die Situation auf, in der Sie sich befunden haben, und wie Sie sich gefühlt haben. Waren Sie gestresst? Gelangweilt? Glücklich? Bedrückt? Gleichgültig? Sparen Sie nichts aus, verzeichnen Sie die Putenbrust mit Salat in der Kantine ebenso wie den Big Mac auf der Heimfahrt von der Arbeit oder die zwei Bonbons aus der Schale an der Hotelrezeption, die Sie gelutscht haben, während Sie auf einen Geschäftspartner gewartet haben. Auch jede Zwischenmahlzeit, jeder Latte macchiato wird hier verewigt. Nebenbei essen, ohne dass Sie es richtig wahrnehmen, gehört damit der Vergangenheit an.

Erinnern Sie sich daran: Verboten ist nichts. Je bewusster Sie aber essen, desto mehr Kontrolle bekommen Sie über Ihr Verhalten zurück. Das Essen wird aus dem Automatismus herausgehoben. Nächstes Mal ist da plötzlich dieses kurze Zögern, und Sie fragen sich: »Habe ich da eigentlich gerade wirklich Lust drauf?« Wenn das der Fall ist, nur zu! Aber vielleicht entschließen Sie sich ja, noch zu warten – oder etwas anderes zu essen oder auch gar nichts. Diese Möglichkeit hatten Sie zuvor nicht, und wenn Sie nur in drei von zehn Fällen anders reagieren und weniger oder nichts essen, statt automatisch etwas in sich hineinzustopfen, haben Sie schon jede Menge Kalorien gespart.

Das ist aber noch nicht alles, was Sie in Notizbuch Nummer zwei notieren: Jeden Abend vor dem Schlafengehen schreiben Sie auf, was Sie an diesem Tag konkret getan haben, um Ihr Wunschgewicht zu erreichen. Das kann der Extra-Spaziergang sein, den Sie gemacht haben, weil Sie zwei Bushaltestellen früher als gewöhnlich ausgestiegen sind. Das kann die Entdeckung eines ebenso leckeren wie kalorienarmen Rezepts sein oder die Arbeit mit einem Hypnoseskript aus diesem Buch.

Sobald sich die ersten positiven Begleiterscheinungen des Gewichtsverlusts zeigen, notieren Sie auch diese in Ihrem Journal. Das Gefühl des Stolzes über den ersten kleinen Erfolg, den zwar noch niemand richtig sieht, den Sie aber deutlich spüren. Oder dass Sie sich besonders energiegeladen fühlen. Sie können auch aufschreiben, wenn ein bestimmtes Kleidungsstück wieder passt oder dass Sie sich zum ersten Mal im Spiegel der Umkleidekabine Ihrer Lieblingsboutique leiden konnten.

Auf diese Weise polen Sie Ihr Unterbewusstsein auf all die positiven Dinge, die mit dem Abnehmen zusammenhängen. Außerdem ist der beflügelnde Effekt dieses Rituals belegt: In einer psychologischen Studie bekam eine Gruppe die Aufgabe, jeden Abend drei Dinge aufzuschreiben, die an diesem Tag besonders gut gelaufen waren. Dazu sollte sie eine Erläuterung abliefern, warum das so war. Das Glücksniveau in dieser Gruppe war nach drei Monaten steil angestiegen – im Gegensatz zum Befinden der Teilnehmer der Kontrollgruppe. Ich selbst habe mir dieses Ritual der drei wunderbarsten Dinge des Tages schon vor langer Zeit zu eigen gemacht.

Warum Sie kurz vor dem Schlafengehen zu Stift und Papier greifen sollen? Ganz einfach: Alles, womit wir uns kurz vor dem Zubettgehen befassen, sinkt schneller und dauerhafter in unser Unterbewusstsein. Sobald wir die Augen schließen, verändern sich unsere Gehirnwellen von den schnellen Beta-Wellen des Wachzustands zunächst hin zu den langsameren Alpha-Wellen. In diesem Gehirnwellenbereich sind wir zwar noch wach, aber bereits sehr entspannt. Gleiten wir dann weiter hinüber in den Schlaf, schwingt sich das Gehirn langsam auf die Theta-Wellen ein. Das ist ein Frequenzbereich, in dem das »normale« Denken ruht, aber unsere Kreativität und unser Vorstellungsvermögen keine Grenzen kennen. Kürzlich aufgenommene Inhalte werden im Unterbewusstsein verstaut und mit vorhandenen in Beziehung gesetzt. Das führt mitunter zu wilden Träumen, aber eben auch zu tief greifenden Lernprozessen, die das Potenzial haben, unser Leben zu verändern. Auch in einer tiefen Hypnose können Theta-Gehirnwellen auftreten, allerdings ohne dass wir dabei unser Bewusstsein verlören, wie es im Schlaf der Fall ist.

Kurz vor dem Schlafengehen nutzen Sie also sozusagen einen natürlichen hypnotischen Zustand für Ihre Zwecke. Die Alpha-Gehirnwellen bilden dabei die Brücke zwischen Bewusstem und Unbewusstem. Mit ihrer Hilfe gelangen die aufgenommenen Inhalte zunächst ins Langzeitgedächtnis – ein wichtiger Effekt beim Lernen – und von dort ins Unterbewusstsein. So fällt es Ihnen von Tag zu Tag leichter, Ihre Aufmerksamkeit von allem abzuziehen, was Sie nicht wollen, und stattdessen das Wunderbare wahrzunehmen, das mit dem veränderten Zustand Ihres Körpers zusammenhängt. Ihr Journal kann auf diese Weise tatsächlich magische Kräfte entfalten: Worte haben Macht!

Kapitel 4

Simsalabim: Wie ganz normale Worte zu Zaubersprüchen werden und Sie mit einer kurzen Selbsthypnose Ihr zukünftiges schlankes Ich zur Zieleingabe in Ihrem inneren Navi machen

Worte sind weit mehr als nur Buchstaben. Wir verbinden etwas mit ihnen. Sie aktivieren innere Bilder. Erinnerungen, Stimmungen, Glücksgefühle oder auch Ängste. Dadurch wohnt ihnen große Kraft inne – in der Arbeit mit Klienten und Seminarteilnehmern erlebe ich das täglich. Die Wirkung von Hypnose beruht zu einem großen Teil auf der geschickten Anwendung von Sprache: den Suggestionen. »Suggestion«, auch das ist ein Wort, das Assoziationen weckt. In Ihren Ohren klingt es vielleicht geheimnisvoll. Möglicherweise hört es sich aber auch ein wenig nach Gaukelei und geheimer Manipulation an. Nachdem ich Borussia Mönchengladbach mit meiner kleinen suggestiven Rede im Stadion zum Sieg verholfen hatte, waren die Jungs vom HSV jedenfalls davon überzeugt, dass da etwas nicht mit rechten Dingen zugegangen sein konnte. Das führte dann dazu, dass sie zu mir sagten: »Das nächste Mal veranstaltest du deinen Voodoo-Zauber aber für uns!« Dabei ist eine Suggestion erst einmal nichts anderes als eine sprachliche Formulierung, die unsere Fantasie in eine bestimmte Richtung leitet. Richtig angewandt, ist eine Suggestion ein Instrument, das sich bewusst dazu verwenden lässt, die eigene Wirklichkeit zu formen und in eine wunderbare Erfahrung zu verwandeln. Suggestionen können unser Leben mit einem magischen Glitzer überziehen, enormes Geschick und wundersame Kräfte verleihen und alte seelische Wunden heilen lassen – wie ein Zauberspruch aus dem Märchen, aber trotzdem ganz real!

Suggestionen können Flügel verleihen – oder ein Fluch sein

Sprache vermag es, Bilder in unserem Kopf zu malen und unsere Blickrichtung zu verschieben – und damit unser Dasein nachhaltig zu verändern. Worte entfalten ihre suggestive Wirkung dabei auch in alltäglichen Situationen, in denen wir gar nicht darüber nachdenken. Denken Sie nur an Komplimente! Wenn wir etwas Nettes zu hören bekommen, fühlen wir uns plötzlich beflügelt und gut gelaunt. Ganz egal, wie miesepetrig wir eben noch drauf waren. Der morgendliche Blick in den Spiegel, bei dem man missmutig neue Falten, Pickel oder eben auch ein Röllchen auf der Hüfte entdeckt hat, ist vergessen. Im nächsten Schaufenster sehen wir uns gleich liebevoller an, und statt den Blick auf die vermeintlichen Defizite zu lenken, fallen uns plötzlich unsere Schokoladenseiten auf. Ein gelungenes Kompliment ist nicht weniger als ein Beispiel für eine Minihypnose, denn es verschiebt in Sekunden den Fokus und verändert unsere Realität zum Positiven. Sogar unsere Körperchemie und unser Stoffwechsel werden so verändert. Wir haben weniger Appetit, der Stress-Level sinkt – denken Sie an das Jubel-Experiment aus Kapitel eins.

Umgekehrt kann uns eine unbedachte oder gemeine Bemerkung lange verfolgen und in tiefe Selbstzweifel stürzen. Eine Freundin, nennen wir sie Andrea, hat mir einmal erzählt, wie sie als fünfzehnjähriger Teenager zu hören bekommen hatte: »Du bist eben das Mädchen auf den zweiten Blick.« Die Bemerkung von einem männlichen Bekannten war tröstend gemeint, traf sie aber bis ins Mark. Wie viele junge Leute haderte sie sowieso mit ihrem Aussehen, aber jetzt fing sie an, ihren Körper und ihre Gene, die sie mit einem ausladenden Becken und eher kurvigen Formen statt mit knabenhaften Hüften ausgestattet hatten, zu hassen. »Auf den zweiten Blick« klang in ihren Ohren nach zweiter Wahl – und wer möchte das schon sein? Der Satz fraß sich fest. Statt langsam zu verblassen, wie es etwas, was wir nur einmal gehört haben, normalerweise tut, stand Andrea die ganze Szene immer wieder plastisch vor Augen, als sei sie gerade erst passiert.

Somatische Marker machen Erfahrungen unvergesslich

Weil die Erfahrung so starke Emotionen hervorgerufen hatte, hatte Andreas Unterbewusstsein sie inklusive der fatalen Äußerung mit einem sogenannten somatischen Marker versehen und damit zu etwas gemacht, das man besser nicht vergisst. Eigentlich ist das ein Mechanismus, der das Überleben sichern soll: Alles, was uns innerlich aufwühlt, hält unser Unterbewusstsein für wichtig, und alles, was dabei mit negativen Emotionen erlebt wird, obendrein für gefährlich. Unsere Vorfahren befähigte das, aggressive wilde Tiere, übel gesinnte Feinde oder auch gefährliche Wetterlagen schnell wiederzuerkennen und zu vermeiden. Darum musste die Erinnerung an einen erlebten Schrecken lebendig gehalten werden.

Leider war dieser Mechanismus genau das, was für Andrea den Satz vor ihrem inneren Ohr ständig widerhallen ließ. »Zweiter Blick, zweite Wahl‹, diese Formel wurde durch die ständige Wiederholung zur Suggestion und wütete von ihrem Unterbewusstsein aus zerstörerisch. Lange quälte sie sich durch frustrierende Diäten inklusive Jo-Jo-Effekt, bis sie endlich resigniert aufgab. Parallel dazu hatten einige schwer in Andrea verliebte Männer ihr über die Jahre ungefragt versichert, dass sie für sie das Mädchen auf den ersten Blick war. Irgendwann fing Andrea an, die Möglichkeit in Erwägung zu ziehen, dass der Kerl damals Unsinn erzählt hatte. So, wie die Fußballer von Borussia Mönchengladbach aufgrund meiner Sieges-Prophezeiung plötzlich die Möglichkeit in Erwägung gezogen hatten, doch keine ausgemachten Loser zu sein.

Andrea dämmerte langsam, dass sie nicht *trotz* ihrer breiten Hüften schön war, sondern sogar gerade *wegen* ihrer weiblichen Figur, deren grundsätzliche Form sich auch mit zehn Kilo mehr oder weniger nicht veränderte. Sie betrachtete sich liebevoller. Als sie anfing, sich zu akzeptieren und das Diäten aufgab, normalisierte sich ironischerweise ihr Essverhalten. Sie hatte gar keine Lust mehr auf Süßigkeitenexzesse, Salat schmeckte nicht mehr nach Verzicht, und ein Berg Spaghetti mit viel Olivenöl war auch mal okay. Andrea hörte auf ihren Körper und aß, worauf sie Lust hatte, und das war intuitiv genau das Richtige. Und sie nahm plötzlich ab! Ihr Gewicht pendelte sich genau so ein, dass sie sich heute wohl damit fühlt und es ihre Vorzüge perfekt zur Geltung bringt. Und sie weiß, dass sie für viele, unter anderem für den Mann, den sie kürzlich geheiratet hat, die schönste Frau der Welt ist.

Genau solch ein Essverhalten, wie Andrea es entwickelt hat, ist Anliegen dieses Buches: ein Essverhalten, das Sie ganz intuitiv zu der Nahrung greifen lässt, die für Sie persönlich die beste ist, und das Sie mühelos Ihr Wohlfühlgewicht erreichen lässt – und es anschließend auch dort hält. Allerdings werde ich Ihnen helfen, an diesem Ziel deutlich schneller anzukommen als Andrea. Unter anderem mithilfe der richtigen Worte.

Unsere Wortwahl programmiert das Gehirn um

So, wie die falschen Worte Ihnen Hindernisse in den Weg legen können, vermögen die richtigen Worte, Ihnen Flügel zu verleihen. Auf diese Weise lassen sich alte Hindernisse mühelos überwinden und das tägliche Leben konstruktiv gestalten. Der Neurowissenschaftler Andrew Newberg hat festgestellt, dass sich unser Gehirn strukturell verändert, je nachdem, welche Wörter wir bevorzugt verwenden. Sätze mit negativ besetzten Wörtern wie »Angst« oder »Sorge« können zum Beispiel Stress auslösen und verhindern, dass wir uns von Stress schnell erholen, weil sie die dafür notwendigen Botenstoffe blockieren. Wenn Sie abnehmen wollen, ist das ganz besonders ungünstig – wir werden auf die negativen Effekte, die Stress auf unsere Figur und unser Essverhalten haben kann, noch genau zu sprechen kommen.

Positiv besetzte Wörter, wie zum Beispiel »Energie«, »Liebe« oder »Glück«, wirken da ganz anders. Sie stimulieren zunächst den Frontallappen im Gehirn und dort für Sprache und motorische Aktion zuständige Areale. Das motiviert uns und lässt uns schnell in Aktion treten: Wir denken so nicht nur: »Ich sollte einen Morgenspaziergang machen«, sondern tun es auch. Setzen wir uns regelmäßig positiven Begriffen – nichts anderes als »Suggestionen« – aus, wirkt sich das aber noch auf weitere Gehirnbereiche aus. Unsere Wahrnehmung von uns selbst und von anderen Menschen wird beeinflusst. Denken wir von uns selbst in liebevollen Begriffen, erkennen wir auch das Gute in anderen. Machen wir uns hingegen in Gedanken oder Selbstgesprächen nieder, haben wir für unsere Mitmenschen ebenfalls nur Verachtung und Missgunst übrig. Auf Dauer strukturiert sich – je nach Denkgewohnheit – auch der für das Filtern und Weiterleiten von wichtigen Informationen zuständige Thalamus um. Hier wird bestimmt, was aus der allgemeinen Flut von Eindrücken als relevant wahrgenommen wird. Der Wissenschaftler Newberg und sein Team sind der Ansicht, dass unsere Wortwahl unsere Perspektive auf die Welt daher nachhaltig verändert.

Und die Perspektive auf die Welt bestimmt unsere Realität – denken Sie an das Beispiel von Andrea. Wer bewusst den Fokus auf beflügelnde Begriffe legt, bekommt in Zukunft Schützenhilfe von seinem Gehirn – und nimmt noch mehr Beflügelndes wahr. Das sortiert unsere Wahrnehmung dann so vor, dass sie uns in unserer konstruktiven Sicht der Dinge unterstützt und bei unseren Vorhaben motiviert. Wir aktivieren zum Beispiel unsere angeborene Intuition, die uns ganz von selbst zu den richtigen Nahrungsmitteln greifen lässt. Mithilfe der richtigen Suggestionen können wir uns also glücklich, stressresistent, dynamisch – und letztlich auch schlank – denken.

Das ist übrigens nicht damit gleichzusetzen, dass man sich vor der »wahren« Realität verschließen würde. *Die eine* Realität gibt es nämlich nicht – zumindest nicht aus Perspektive des Gehirns. Wissenschaftler gehen davon aus, dass wir pro Sekunde nur 60 Bits bewusst wahrnehmen können. Wollten wir aber alles wahrnehmen, was uns umgibt, müssten wir 15 Millionen Bits verarbeiten. Das ist völlig unmöglich. Unser Gehirn ist gezwungen, unsere Wahrnehmung vorzusortieren und damit unsere Wirklichkeit zu gestalten – warum also nicht so, dass es uns glücklicher, schlanker und gesünder macht?

DIE TÄGLICHE WORTMAGIE

Sie können die transformierende Kraft bestimmter Worte für sich nutzen, indem Sie sie ganz einfach in Großbuchstaben mit einem dicken Filzstift auf ein Blatt Papier schreiben und an einer Zimmertür (oder auch an mehreren) aufhängen, die Sie häufig passieren. Gut geeignet beim Abnehmen sind Wörter wie »SCHWUNG«, »ERNEUERUNG«, »ENERGIE«, »GRA-ZIE«, »LEICHT« oder auch ganz einfach »SCHLANK«. Sie müssen das Wort nicht mal aktiv lesen, Ihr Unterbewusstsein wird es in jedem Fall wahrnehmen – und Sie werden den stimulierenden Effekt spüren!

Der Apotheker und sein Zauberspruch

Ein Experte für die perfekten Worte, die sich einen Weg in unser Inneres bahnen, um dort ihre segensreiche Wirkung zu entfalten, war der Apotheker und Psychologe Émile Coué. Er machte Ende des 19. Jahrhunderts in seiner Apotheke im französischen Troyes eine bemerkenswerte Beobachtung: Wenn er seinen Kunden ein Medikament über die Theke reichte und das mit einer ermutigenden Bemerkung begleitete – im Stil von »Diese Medizin ist wirklich gut, sie wird Ihnen helfen« –, wurden die Menschen tatsächlich schneller wieder gesund. Später studierte Coué Psychologie, und die verblüffende Wirkung der richtigen Worte wurde zu seinem Spezialgebiet. Heute gilt Coué als Vater der Autosuggestion und Selbsthypnose. Seine berühmteste Suggestion, die nichts von ihrer Aktualität eingebüßt hat, lautet: »Es geht mir mit jedem Tag und in jeder Hinsicht besser und besser!« (»Tous les jours, à tous points de vue, je vais de mieux en mieux!«). Diesen Satz wiederholte er selbst jeden Morgen und jeden Abend laut, um ihn zusätzlich auch über den Hörsinn im Unterbewusstsein zu verankern. Eine solche Formulierung ist sehr raffiniert. Viele Menschen spüren bei Suggestionen, die einen Ist-Zustand formulieren, der nicht der aktuellen Lage entspricht, inneren Widerstand. Wenn Sie zum Beispiel stark übergewichtig sind und sich sagen: »Ich bin schlank und schön!«, besteht die Gefahr, dass Sie sich das insgeheim selbst nicht glauben. Dann hat dieser Satz auch keine Chance, in Ihr Unterbewusstsein Einzug zu halten. Formulieren Sie aber Ihre Suggestion nach dem Muster von Coués Satz, hat Ihr Unterbewusstsein es deutlich leichter, daran anzuknüpfen:

»An jedem Morgen erwache ich schlanker und schöner!«

Dieser Satz ist eine perfekte Ergänzung zur Visualisierung Ihres schlanken Ich im Kokon Ihres jetzigen Körpers. Wie die Kokon-Visualisierung trägt diese Suggestion nämlich der Tatsache Rechnung, dass das Abnehmen nicht von heute auf morgen geschieht, sondern eine Reise ist, die aus vielen kleinen Schritten besteht. Auch wenn Sie heute einen noch übergewichtigen Menschen im Spiegel sehen, kann derselbe Mensch morgen schon ein kleines bisschen schlanker sein und übermorgen noch ein kleines bisschen mehr – das ist keine große Gedankenakrobatik. Außerdem macht diese Suggestion Ihrem Unterbewusstsein keine Vorschriften. Dass die kontraproduktiv sein können, haben wir ja schon gesehen. Stattdessen hat Ihr Unterbewusstsein die Chance, kreativ zu werden und das Instrument der selektiven Wahrnehmung zu nutzen, um alles zusammenzutragen, was Ihnen beim gesunden und langsamen Abnehmen helfen könnte und gleichzeitig wie maßgeschneidert zu Ihnen passt.

Besonders intensiv wirkt die Suggestion, wenn Sie sie in einer gezielten kurzen Selbsthypnose verwenden. Dafür versetzen Sie sich zunächst selbst in eine leichte Trance. Das ist viel einfacher, als Sie vielleicht glauben! Besonders gut eignet sich dazu ein Klassiker der Hypnose, die sogenannte Elman-Induktion. Eine Induktion ist dabei nichts anderes als die Einleitung einer Hypnose – eine Art Leiter, an der entlang sich Ihre Vorstellung hangeln kann, bis Körper und Geist sich in einem Zustand der Entspannung befinden und Ihr Unterbewusstsein weit geöffnet ist. Die Elman-Induktion geht auf den amerikanischen Hypnosepionier Dave Elman zurück. Sie ist deshalb so populär, weil sie sich in wenigen Minuten erlernen lässt und zuverlässig funktioniert.

Hypnose war lange nur ein Hobby Dave Elmans, der in den Vierzigerjahren des 20. Jahrhunderts ein populärer Radiomoderator in den USA war. Seitdem ein Hypnotiseur seinem krebskranken Vater die Schmerzen hatte nehmen können, als Elman noch ein kleiner Junge war, hatte Elman sich privat mit Hypnose beschäftigt und sie zunächst in Eigenregie erlernt – übrigens eine Parallele zu meinem Werdegang, auch ich habe bereits als Junge meine Freunde hypnotisiert. Eines Tages stellte Elman im Radio eine Benefizveranstaltung auf die Beine, deren Top Act in letzter Sekunde ausfiel. Wie zu jener Zeit üblich, war die Radiosendung live. Um die entstandene Lücke zu füllen, sprang Elman selbst ein und führte spontan eine Showhypnose durch (etwas, was mich übrigens zu meinen erfolgreichen Radio-Abnehmhypnosen inspiriert hat, mehr dazu später). Bei der Veranstaltung waren viele Ärzte zugegen, die so am eigenen Leib erfuhren, dass Hypnose weit entfernt von irgendwelchem Hokuspokus ist, sondern ein ernst zu nehmendes medizinisch einsetzbares Instrument. Diese Ärzte stürzten sich nach der Veranstaltung auf Elman und wollten, dass er ihnen diese wunderbare Technik beibrachte. Seitdem wird die Elman-Induktion von vielen Ärzten und Zahnärzten – in Verbindung mit entsprechenden Suggestionen – zur Betäubung eingesetzt, vor allem, wenn die Patienten herkömmliche Betäubungsmittel nicht vertragen.

Die Elman-Induktion ist so einfach und effektiv, dass sie ein perfekter Einstieg in die Selbsthypnose ist. Sie ist eine exzellente Vorbereitung auf die hypnotischen Übungen, die ich Ihnen in den kommenden Kapiteln noch an die Hand geben werde, damit Sie Ihr Ziel, gesund schlank zu werden, problemlos erreichen. Wenn Sie die Elman-Induktion ein einziges Mal gemacht haben, beherrschen Sie sie bereits und können sie immer wieder nutzen. Sie werden bei dieser Induktion erleben, wie Ihr Körper unmittelbar Ihrer Vorstellung folgt. Ihr Unterbewusstsein registriert daraufhin: *Das, was hier behauptet wird, entspricht der Wahrheit! Also ist alles, was danach folgt, mit großer Wahrscheinlichkeit auch wahr.* Auf diese Weise werden unbewusste Vorbehalte neutralisiert, das Unterbewusstsein macht sich aufnahmebereit. Suggestionen können ungehindert ihre Wirkung entfalten.

Lesen Sie jetzt bitte erst ein oder zwei Mal das Skript der Induktion, noch ohne sie gleich zu befolgen. Bitte wundern Sie sich nicht, dass ich Sie darin duze. Das ist weder ein Lektoratsfehler noch hat es mit Respektlosigkeit meinerseits zu tun, sondern es liegt vielmehr darin begründet, dass Ihr Unterbewusstsein in entspanntem Zustand einem »Du« gegenüber am aufgeschlossensten ist:

DIE ELMAN-INDUKTION

Schließ deine Augen.
Stell dir vor, wie all die winzigen Muskeln um deine Augen herum absolut entspannen.
Sämtliche Anspannung weicht aus den Muskeln.
Vertiefe dich in die Vorstellung.
Die Muskeln um deine Augen sind nun maximal entspannt.
So entspannt, dass du die Augen nicht öffnen kannst.
Sogar dann, wenn du es gleich versuchst.
Gehe in der Vorstellung der unendlichen Entspannung auf.
Nun versuche, die Augenlider zu heben.

Wenn Sie das obige Skript lesen, machen Sie sich vielleicht Sorgen, dass Sie nie wieder Ihre Augen öffnen können, wenn die Induktion ihre Wirkung entfaltet. Ich kann Sie beruhigen: Sobald Sie damit aufhören, sich vorzustellen, dass Ihre Augenmuskeln absolut entspannt sind, erlangen diese ihre ursprüngliche Kraft unmittelbar zurück, und Sie können die Lider sofort wieder heben. Zum Beispiel weil es an der Tür klingelt oder Ihr Kind weint. Möchten Sie jedoch genauso sanft aus der Trance herausgleiten, wie Sie hineingekommen sind, stellen Sie sich vor, wie Ihre Augenmuskeln langsam wieder an Kraft gewinnen.

Lesen Sie also das kurze Skript aufmerksam. Wenn Sie sich gemerkt haben, was zu tun ist, schließen Sie die Augen. Stellen Sie sich genau vor, was Sie eben gelesen haben. Sobald Sie merken, dass Ihre Augenlider fest verschlossen sind, sprechen Sie laut Ihre Schlankheits-Suggestion à la Coué:

»An jedem Morgen erwache ich schlanker und schöner!«

Wenn es Ihnen leichtfällt, können Sie sich dabei Ihr schlankes Ich vorstellen wie in der Spiegelvisualisierung. Das ist aber nicht zwingend notwendig. Überfordern Sie sich nicht. Machen Sie lieber zunächst jede hypnotische Übung für sich. Je häufiger Sie diese wiederholen, umso stärker werden sich Worte und Vorstellungen miteinander verbinden, und das Bild Ihres schlanken, zukünftigen Selbst wird völlig selbstverständlich vor Ihrem inneren Auge stehen und dort eine magnetische Kraft entfalten. Und Sie werden merken, dass sich wie von Zauberhand in Ihrem Leben etwas zu ändern beginnt. Ohne Diätpläne, Verbote oder sonstige Gängeleien. Ich hatte es ja schon angedeutet: Wir wissen eigentlich sehr genau, wie gesunde und schlanke und dabei vor allem leckere Ernährung und Lebensführung aussehen – und natürlich auch, wie sie nicht aussehen. Darum brauchen wir auch keine Pläne, es ist alles bereits da. Wir müssen nur unser inneres Navi einstellen, die Pläne aktivieren, dann folgt der Rest von ganz allein. Dann werden Sie automatisch Verhaltensweisen finden, die wie maßgeschneidert zu Ihnen passen und mit denen Sie ganz locker Ihr Ziel erreichen.

Wecken Sie Ihre Intuition – mithilfe Ihrer Sinne

Wenn Sie viele Diäten hinter sich haben und schon lange mit Ihrem Gewicht »kämpfen«, haben Sie sich wahrscheinlich Ihre eigentlich angeborene Intuition, automatisch das Richtige zu essen, mit der Zeit abtrainiert. Dabei schlummert in jedem von uns das Wissen, was uns guttut, sonst hätte unsere Spezies nicht sechs Millionen Jahre überlebt. Dieses Wissen steht nicht (nur) in Büchern über gesunde Ernährung, es ist zu großen Teilen in unseren Genen gespeichert. Darum werden wir auf einen roten Apfel, eine gelbe Birne, eine knallrote Erdbeere oder eine violette Pflaume vor dem Grün der Umgebung überhaupt aufmerksam. Oder auf einen orangen Kürbis, eine rote Tomate, eine gelbe Zucchiniblüte oder eine rote Paprika. Darum lässt uns der Duft reifer, saftiger, vitaminreicher Früchte das Wasser im Mund zusammenlaufen. Darum bleiben wir schwelgend stehen, wenn wir an einem Lavendelfeld vorbeigehen, oder seufzen genießerisch, wenn wir gesunde Gewürze wie Minze, Basilikum oder Oregano zwischen den Fingern reiben. Einem Hund oder einer Katze würden Obst, Gemüse und Kräuter nicht einmal auffallen, die Netzhaut der Tiere weist sehr viel weniger der fürs Farbensehen wichtigen Zapfen auf, und auch der Geruchssinn springt auf völlig andere Reize an. Der Grund ist einfach: Obst und Gemüse spielen in der Ernährung von Raubtieren – und letztlich sind Hund und Katze das immer noch – so gut wie keine Rolle.

Unsere Sinne, allen voran unsere Nase und unsere Augen, können uns den Weg zu gesunder Nahrung weisen, die genau das enthält, was unser Körper gerade benötigt. Dazu müssen wir uns allerdings an einen Ort begeben, an dem wir die Nahrungsmittel in natürlicher Form wahrnehmen können. Das könnte zum Beispiel ein üppiger Obst-, Beeren-, Kräuter- und Gemüsegarten sein, in dem wir zur Erntezeit herumstreifen und an den Früchten und Gartenkräutern schnuppern. Sich von einem duftenden, rotwangigen, ungespritzten Apfel zu einem süßen Genuss verführen zu lassen ist eine intuitive Erfahrung, die leider kaum noch jemandem vergönnt ist. Zumindest in Städten sind die paradiesischen Gärten leider rar. Und selbst wenn man stolzer Besitzer eines solchen Gartens ist, tragen die Pflanzen nur in einer sehr begrenzten Zeit Früchte. Allerdings gibt es auch für Großstädter eine schöne Alternative, die sogar eine noch größere Auswahl bietet: den Wochenmarkt. Einen Ausflug auf den Markt mit all seinen frischen Köstlichkeiten können Sie in ein sinnliches Ritual verwandeln, das Sie auf sehr angenehme Art zurück zur intuitiven Wahrnehmung und zu einer Art von Essen führt, die Ihr Wohlbefinden steigert – und Sie langfristig schlank macht.

IMMER DER NASE NACH

Starten Sie Ihren Ausflug auf den Wochenmarkt an einem Tag, an dem Sie frei haben, möglichst früh morgens. Dann, wenn noch nicht so ein Gedränge herrscht, dass Sie kaum zu den Ständen durchdringen können und die Verkäufer auch noch Zeit für Sie haben. Gehen Sie bitte nicht ohne Frühstück los, aber lassen Sie die morgendliche Mahlzeit auch nicht zu üppig ausfallen. Eine leichte Sättigung verhindert, dass Sie den Markt vorzeitig heißhungrig in Richtung des nächsten Frühstückscafés verlassen. Zu satt sollten sie allerdings auch nicht sein: Es ist für dieses Ritual wünschenswert, dass Sie während Ihres Aufenthaltes langsam Appetit entwickeln, denn das schärft Ihre Sinne – und die brauchen Sie hier.

Beginnen Sie damit, in gemächlichem Tempo durch die Reihen zu schlendern. Schauen Sie sich alles genau und in Ruhe an. Horchen Sie in sich hinein. Gibt es ein Lebensmittel, das Sie besonders appetitlich finden? Einen Duft, der Sie anzieht? Gehen Sie hin. Nehmen Sie – wenn das möglich ist – die Frucht oder das Gemüse in die Hand. Schnuppern Sie daran. Befühlen Sie die Oberfläche. Ist sie glatt und knackig? Wie sieht sie aus? Wenn Sie nicht wissen, um was es sich handelt, fragen Sie. Viele Verkäufer auf Wochenmärkten lassen ihre potenziellen Kunden auch gerne probieren, schneiden Früchte auf und geben sogar Tipps, wie man bestimmte Naturprodukte zubereitet und wozu sie passen.

Übrigens: Sie müssen nicht beim Obst und Gemüse verweilen. Wenn es Stände mit Käse, Brot, Ölen, eingelegten Oliven, Salami oder anderen verarbeiteten Lebensmitteln gibt, schauen Sie auch diese an – besonders wenn Sie hier die Möglichkeit haben, Häppchen zu probieren. Denken Sie daran: Sie machen keine Diät, es gibt keine Verbote! Aber bewahren Sie die Ruhe. Wenn Sie etwas probieren, lassen Sie jeden Bissen genüsslich auf der Zunge zergehen, und versuchen Sie alle Aromen zu erfassen. Richten Sie immer wieder die Aufmerksamkeit nach innen: Was spricht mich an? Was lässt mir das Wasser im Munde zusammenlaufen? Lassen Sie sich Zeit. Gerade wer aus Zeitmangel normalerweise eher zu Fertiggerichten und Fast Food greift, muss sich oft erst wieder an die puren Aromen unverfälschter Nahrungsmittel gewöhnen. Aber es lohnt sich und ist ein wichtiger Schritt auf dem Weg zu Ihrem schlanken, glücklichen Ich. Wenn Sie dann die Lebensmittel »eingekreist« haben, die Sie besonders appetitlich finden, kaufen Sie sie ein, um später tatsächlich mit ihnen zu kochen. Dabei ist es sehr praktisch, dass es mittlerweile zahlreiche Kochwebsites gibt, bei denen Sie nur eingeben müssen, welche Lebensmittel Sie im Hause haben, und die Ihnen anschließend passende Rezepte ausspucken.

Achtung: Bitte gehen Sie wirklich auf den Wochenmarkt und nicht in den Supermarkt. Im Supermarkt werden viele psychologische Tricks eingesetzt, um Kunden zu manipulieren. Das beginnt mit speziellen Lampen, die Obst reifer und knackiger aussehen lassen, als es ist, reicht über subtile, in die Raumluft versprühte Aromen bis hin zu Schildern mit suggestiven Aufschriften in Signalfarben, die wir noch nicht einmal bewusst lesen müssen, um davon beeinflusst zu werden. Ich weiß, wovon ich rede: Für die Wissenschaftssendung *Terra X* habe ich selbst vor einigen Jahren einen Supermarkt über Nacht so präpariert, dass Versuchspersonen am nächsten Tag genau das einkaufen sollten, was ich vorher festgelegt hatte – und es hat geklappt.[3] Mit anderen Worten: Im Supermarkt können Sie Ihren Sinnen nicht trauen.

Wenn Sie schon ein wenig Übung mit dem Erspüren Ihrer Bedürfnisse haben und sich gerade keine Möglichkeit bietet, auf den Markt zu gehen, können Sie eine Variation dieser Übung ausprobieren, die nebenbei Ihr Vorstellungsvermögen trainiert: Gehen Sie in Ihrer Fantasie unterschiedliche Lebensmittel durch, und beobachten Sie Ihre Reaktion. Was macht Ihnen Appetit? Alternativ können Sie sich möglichst unterschiedliche Kochbücher mit ansprechenden Bildern anschauen. Das, was Ihnen am ehesten das Wasser im Munde zusammenlaufen lässt, könnte Ihr nächstes Mittagessen werden. Lassen Sie es sich schmecken!

Die uns angeborenen Instinkte in puncto Essen endlich wieder wahrnehmen zu lernen und zu stärken ist ein ebenso sinnlicher wie spannender und wichtiger Prozess. Wenn Sie nach der erfolgreichen Gewichtsreduktion dauerhaft schlank bleiben möchten, ist er unerlässlich. Allerdings gibt es dabei noch

---

[3] Der TV-Beitrag war bei Drucklegung dieses Buches noch online in der Mediathek abrufbar: http://www.zdf.de/ZDFmediathek/beitrag/video/1444478/Das-Supermarkt-Experiment#/beitrag/video/1444478/Das-Supermarkt-Experiment

ein paar Hindernisse, die Ihre Wahrnehmung trüben und einer intuitiv richtigen Ernährung im Weg stehen können – und dazu kommen wir jetzt.

Kapitel 5

Satt sein ist nicht alles: Warum die wahren Gründe für Übergewicht im Gehirn verborgen sind – und wie Sie mit zwei Ritualen sofort das Glück locken und den Appetit dämpfen

Sie hatten sich vorhin bereits mit der Frage befasst, was für Sie das Positive am Essen ist. Nehmen Sie nun Ihr Notizbuch Nummer eins zur Hand, und schauen Sie sich Ihre Antworten bitte noch einmal genau an. Wenn Sie dauerhaft abnehmen möchten, gibt es nämlich einen zentralen Punkt, den Sie für sich klären sollten, und der lautet: Warum esse ich eigentlich mehr, als ich verbrauche? Viele Menschen mit Gewichtsproblemen schämen sich leider sofort in Grund und Boden, wenn sie mit dieser wichtigen Frage konfrontiert werden, das erlebe ich in meinem Atelier täglich. Meine Klienten fühlen sich schuldig, weil es ja scheinbar so einfach ist: Man muss doch »nur« genauso viel zu sich nehmen, wie man auch verbrennt. Deswegen glauben sie, dass sie »zu wenig Disziplin« haben, und schreiben sich selbst die Schuld für ihre Pfunde zu, die sie so unglücklich und nicht selten auch unbeweglich und krank machen. Aber so simpel ist die Sache nicht! Falls Sie auch zu denjenigen gehören, die gerne auf sich selbst eindreschen: Hören Sie jetzt damit auf! Sie sind weder charakterschwach noch machen Sie sonst irgendetwas »falsch«. Die wahren Ursachen für Übergewicht liegen ganz woanders: im Gehirn und in unserem Unterbewusstsein.

Dopamin – Überlebenshelfer und Verführer

Dopamin ist einer der wichtigsten Botenstoffe unseres Gehirns. Seine Aufgabe ist es ursprünglich eigentlich nur, uns dazu zu bringen, Dinge zu tun, die unser eigenes Überleben oder das Überleben der Spezies Mensch ganz allgemein sichern. Dazu gehören zum Beispiel Sex, aber auch die Brutpflege – also das Kümmern um Babys und Kinder. Auch soziales Verhalten wird durch Dopamin angestoßen, etwa der Wunsch, Mitmenschen zu helfen oder gemeinsam ein Projekt auf die Beine zu stellen. Nicht zuletzt bringt es uns dazu, gut zu uns selbst zu sein: uns auszuruhen oder neue Energie zu tanken, indem wir etwas essen.

Der Dopaminausschüttung geht ein Reiz voraus. Sind wir gerade hungrig, und auf unsere Riechrezeptoren treffen Duftmoleküle frisch zubereiteter Bratkartoffeln, wird Dopamin ausgeschüttet, um Verlangen auf die Bratkartoffeln auszulösen (vorausgesetzt, wir mögen Bratkartoffeln). Geben wir dann diesem Verlangen nach und essen einen Teller voll davon, wird das mesocorticolimbische System im Gehirn aktiv und stößt als Belohnung für das grundsätzlich überlebenssichernde Verhalten »Nahrungsaufnahme« die Ausschüttung von Endorphinen an. Dabei handelt es sich um einen Sammelbegriff für verschiedene Substanzen, die verwandt mit Opiaten sind. Kurz: Es handelt sich um hausgemachte »Drogen«, die uns ein Wohlgefühl bescheren.

Es passiert aber noch etwas: Wir lernen, dass auf den Verzehr einer Portion Bratkartoffeln eine Belohnung in Form von Wohlgefühl folgt.

Wie uns unser Körper vor zu viel Essen schützen will - und wieso das oft nicht richtig funktioniert

Wir könnten deswegen in Versuchung geraten, unsere Stimmung zu heben, indem wir immer mehr Bratkartoffeln in uns hineinstopfen. Nun gibt es einen eigentlich ziemlich cleveren Mechanismus in unserem Organismus, der uns davor bewahren soll, ohne Not – will sagen: ohne Hunger – zu essen: unser Sättigungsgefühl.

Das Entstehen eines Sättigungsgefühls ist ein komplexer Vorgang. Mit dazu bei trägt zum Beispiel der Botenstoff Leptin, der in unserem Fettgewebe produziert wird. Leptin hat die Fähigkeit, über eine komplizierte Kettenreaktion den Dopaminspiegel zeitweilig auf einem hohen Niveau zu halten. Dadurch wird nun aber nicht weiteres Verlangen nach Bratkartoffeln oder anderen Leckereien erzeugt, wie man vielleicht erst mal erwarten könnte. Das Gegenteil ist der Fall: Der hohe Dopaminspiegel regelt die Aktivität der Dopaminrezeptoren herunter, das Verlangen sinkt. Bei schlanken Menschen funktioniert das meistens ausgezeichnet: Sie hören einfach auf zu essen, wenn sie genug zu sich genommen haben. Und haben Sie ausnahmsweise mal über die Stränge geschlagen – etwa am Büfett auf einer Party – und haben deswegen in den folgenden Tagen ein wenig mehr Fett auf den Rippen, wird durch das Mehr an Leptin auch automatisch erst einmal der Appetit gedämpft. Darum bleiben sie schlank. Durch die direkte Wechselwirkung »je mehr Körperfett, desto weniger Appetit« kann Leptin besonders wirkungsvoll als Schutz gegen Übergewicht sein.

Theoretisch jedenfalls.

Blöderweise ist dieses clevere System bei beleibteren Menschen oft gestört: Je mehr Fettgewebe jemand besitzt, umso mehr Leptin wird gebildet. Bei einer zu starken Produktion kann das Hormon nun aber leider seine Wirkung verlieren: Die entsprechenden Rezeptoren werden aufgrund des Überangebots an Leptin unempfindlich, es entwickelt sich eine Leptinresistenz, und die appetitdämpfende Kettenreaktion wird unterbrochen.

Es gibt allerdings eine gute Nachricht: Eine Leptinresistenz kann sich auch wieder zurückbilden, wenn das Körperfett reduziert wird. Außerdem ist Leptin längst nicht der einzige Faktor, der zum Sättigungsgefühl beiträgt. Dabei spielen auch noch die Dehnung der Magenwand und der im Darm registrierte Nährstoffgehalt der Nahrung eine Rolle. Nach neuesten Erkenntnissen kommt offenbar auch einem in der Leber gebildeten Hormon namens FGF21 eine wichtige Bedeutung zu, das vor allem nach übermäßigem Zuckerkonsum die Lust auf Süßes verringern kann.

Vorübergehende Leptinresistenz ist also nicht unbedingt dramatisch – vor allem weil es noch ganz andere Ursachen fürs Zu-viel-Essen gibt als ein nicht ganz so stark ausgeprägtes Sättigungsgefühl.

Meditation im Vorbeigehen

Durch Dopamin ausgelöste Glücksgefühle können Sie auch völlig kalorienfrei haben: Man hat festgestellt, dass die Dopaminausschüttung zu Beginn einer Meditation stark ansteigt. Wenn Sie sich unter Meditation nun nur langweiliges Herumsitzen vorstellen, haben Sie es vermutlich noch nie ausprobiert. Auch deren zentrales Merkmal ist die absolute Fokussierung auf eine Sache – das hat Meditation mit Hypnose gemeinsam. Genau genommen ist jede Meditation eine Selbsthypnose minus der Suggestionen. Eine Meditation kann dabei in vielen Formen daherkommen: Als Konzentration auf den Atem oder auf eine Bewegung, wie es zum Beispiel im Yoga oder Tai Chi Chuan praktiziert wird. Als Fokussierung auf einen Gegenstand oder ein Bild. Oder auch ganz nebenbei als Konzentration auf das Schnippeln von Gemüse, das Putzen eines Fensters oder das Polieren des geerbten Silberbestecks. Mich hat eine Bewegungsmeditation des buddhistischen Mönchs Thích Nhất Hạnh zu einem Glücksritual inspiriert, das jeden Spaziergang zur magischen Energiequelle werden lässt. Bevor Sie dieses Ritual ausprobieren, noch ein paar wichtige Anmerkungen:

Suchen Sie sich fürs erste Mal möglichst eine angenehme Umgebung in der Natur. Etwa einen Wald, einen großen Garten oder eine Parkanlage. Besonders schön ist es für dieses Ritual, wenn Sie dabei in der warmen Jahreszeit barfuß über eine Wiese oder einen Strand laufen können. Grundsätzlich können Sie die Gehmeditation aber überall machen, also auch mitten in der Großstadt auf dem Weg zur Arbeit. Dort ist es nur anfangs vielleicht ein wenig schwieriger, bei allem Straßenlärm und Gedrängel wirklich die volle Aufmerksamkeit aufs Gehen zu lenken. Mit zunehmender Übung klappt aber auch das.
Während der Meditation kommt es darauf an, sich vollkommen auf die Tätigkeit des Gehens und alles, was damit zusammenhängt, zu konzentrieren. Probieren Sie das einmal aus, bevor Sie loslegen. Machen Sie ein paar langsame Schritte und horchen Sie in Ihren Körper hinein: Wie fühlt sich Ihre Fußsohle an, wenn Sie sie aufsetzen? Wie die Muskeln Ihrer Beine? Spüren Sie die Temperatur der Luft auf der Haut, das Gewicht und die Textur Ihrer Kleidung. Spüren Sie, wie Ihr Atem in Ihren Brustkorb hineinfließt, sich im Körper verteilt und wieder hinausströmt. Sich spüren in der Welt – genau so sollte Ihr Grundgefühl während des Rituals sein.
Lächeln Sie bei diesem Ritual bewusst. Erinnern Sie sich an

die Jubel-Übung im ersten Kapitel: Indem Sie lächeln, senden Sie Ihrem Gehirn ein Signal, dass es etwas zum Freuen gibt. Das Gehirn schüttet als Reaktion darauf unter anderem das zufrieden machende (und appetitzügelnde!) Hormon Serotonin aus, das in direkter ausbalancierender Wechselwirkung mit dem Dopamin steht.

Bevor Sie loslegen, lesen Sie bitte das folgende Skript einmal durch, am besten laut, damit Sie sich genau vorstellen können, was Sie zu tun haben:

SCHRITT FÜR SCHRITT INS GLÜCK

Atme tief ein und aus.
Ruhig und entspannt.
Ein und aus.
Ein und aus.
Setze nun sachte einen Schritt vor den anderen.
Einen nach dem anderen.
Schritt für Schritt.
Stell dir nun vor, wie du den Kreislauf des Glücks betrittst:
Bei jedem Schritt strömen über deine Füße Freude und Glück
in dich hinein.
Fließen auf der Vorderseite deines Körpers hoch in deine Beine.
In deinen Bauch.
Deinen Brustkorb.
Deine Arme.
Deinen Kopf.
Füllen dich ganz aus wie ein goldenes Strahlen.
Vervielfachen sich.
Während du weiterhin neue Glücksenergie über die Fußsohlen
in dich aufnimmst,
fließt ein goldener Strom des Glücks
über die Rückseite deines Körpers wieder hinab
und über deine voranschreitenden Füße in den Boden.

Die goldene Energie des Glücks
strömt durch dich hindurch
und verbindet dich mit allem Glück dieser Welt.
Vermehrt es und gibt es zurück.
Ein endloser Kreislauf des Glücks,
der dich an Körper und Geist erfrischt.
Atme weiter tief ein und aus.
Ruhig und entspannt.
Gehe.
Schritt für Schritt.
Stell dir nun vor,
wie unter jedem deiner Schritte
eine goldene, wunderschöne Blume erwächst
und zu einem Garten des Glücks wird,
der dir auf Schritt und Tritt folgt
(etc.)

Mit einer solchen Meditation wird jeder kurze Gang zur Bushaltestelle oder in den Waschkeller zum Miniurlaub, der Sie in ein Hochgefühl versetzt und obendrein wirkungsvoll Ihren Appetit dämpft. Und wenn Sie die Meditation zum Anlass nehmen, einen Extra-Spaziergang zu machen, profitiert auch Ihre tägliche Energiebilanz.

ABSCHALTEN MIT DEM ALPHABET: DER ABC-FLOW

Eine weitere Möglichkeit, die Endorphine zum Fließen zu bringen und dadurch gleichzeitig den Appetit zu dämpfen, ist der ABC-Flow. Der ABC-Flow ist hervorragend als Erste Hilfe bei plötzlichem Heißhunger auf Süßes oder Fast Food geeignet. Statt sofort zum Dickmacher zu greifen, turnen Sie zunächst das Flow-ABC nach der gleich folgenden Anleitung.

Dadurch bringen Sie Abstand zwischen Ihre Gelüste und deren Befriedigung. Da auch beim ABC-Flow zunächst Dopamin und im Anschluss Endorphine freigesetzt werden – genauso, als würde man ein Stückchen Kuchen oder eine Schale Pommes frites essen –, löst sich die Lust auf die Dickmacher in den meisten Fällen in Luft auf. Nebenbei reduzieren Sie effektiv Stress: Aufgewühlte Gedanken kommen durch den ein kleines bisschen komplizierteren Bewegungsablauf zur Ruhe, da selbiger Ihre volle Konzentration erfordert. Auch das reduziert den Appetit.

Der Begriff »Flow« ist durch den ungarisch-amerikanischen Psychologen Mihály Csíkszentmihályi bekannt geworden und beschreibt einen Glückszustand, der sich einstellt, wenn man voll fokussiert in einer Tätigkeit aufgeht. Ein Flow ist darum nichts anderes als eine Begleiterscheinung einer gelungenen Meditation. Die Übung führe ich häufig mit Klienten durch, die durch ihre Leibesfülle in ihren Bewegungsmöglichkeiten stark beeinträchtigt sind. Für manche dieser Menschen ist bereits Treppensteigen oder das Gehen kurzer Strecken eine enorme Herausforderung und nicht so ohne Weiteres zu schaffen. Beim ABC-Flow bewegt man sich zwar auch, allerdings sind die Bewegungen so einfach, dass sie auch dann bewältigt werden können, wenn man sehr starkes Übergewicht hat. So kann diese Übung der ideale Einstieg in ein sich langsam steigerndes Fitnessprogramm sein. Aber natürlich kann man sie auch mit nur ein paar Kilos zu viel oder ganz ohne Übergewicht machen.

Und so geht's:

Nehmen Sie ein Stück Karton oder ein festes Blatt Papier, und notieren Sie darauf mit einem möglichst dicken Stift untereinander in Großbuchstaben das Alphabet. Schreiben Sie so groß und deutlich, dass Sie alles auch in einem Meter Abstand noch erkennen können.

Hinter jeden Buchstaben setzen Sie nun nach Lust und Laune entweder den kleingeschriebenen Buchstaben »l« oder ein kleines »r«. Diese Buchstaben stehen für »links« oder »rechts«. Dahinter schreiben Sie dann entweder jeweils ein großes »A« oder ein großes »B«. »A« steht für »Arm heben«, »B« für »Bein heben«.

Befestigen Sie das Kartonstück an der gegenüberliegenden Wand in Augenhöhe.

Nun lesen Sie das Alphabet von oben nach unten – gerne laut – und machen bei jedem Buchstaben die angegebene Bewegung. Wenn Sie bei »Z« angekommen sind, fangen Sie wieder von vorn an. Turnen Sie das Ganze mindestens drei Mal durch.

Wenn das flüssig klappt, steigern Sie den Schwierigkeitsgrad, indem Sie aus dem Ganzen Überkreuzbewegungen machen. Zu »lB« (linkes Bein heben) wird »rA« (rechten Arm heben) hinzugefügt, »lA« (linken Arm heben) ergänzen Sie mit »rB« (rechtes Bein heben).

Absolvieren Sie auch diesen Ablauf mindestens drei Mal.

Satt und zufrieden? Zu viel essen hat nichts mit Hunger zu tun!

Mindestens so wichtig wie das Spüren des Sättigungsgefühls ist beim Abnehmen noch etwas anderes. Ein entscheidender Punkt wird beim Essen, das über das für den Körper notwendige Maß hinausgeht und deswegen irgendwann zwangsläufig in Übergewicht mündet, häufig außer Acht gelassen: Die Ursache für dieses Zu-viel-Essen ist oft gar nicht echter Appetit, geschweige denn Hunger! Die Ursache dafür ist – bei ansonsten gesunden Menschen – fast immer in Gewohnheiten zu suchen. Zum Teil sind das Gewohnheiten, die sich entwickelt haben, als man tatsächlich Hunger hatte, die dann aber beibehalten werden, auch ohne dass der Körper so viel Energie benötigt. Vielleicht ist Ihnen ja auch schon einmal aufgefallen, dass viele Profisportler nach Ende ihrer aktiven Karriere stark zulegen? Das ist genau so ein Fall: Als sie noch regelmäßig trainieren mussten, hatten die Sportler logischerweise großen Energiebedarf und haben sich angewöhnt, regelmäßig sehr viel zu essen. Fahren sie nun aber ihr Training herunter oder stellen es ganz ein – vielleicht aufgrund von Gelenkverschleiß, der viele Profisportler irgendwann heimsucht –, ist die Gefahr groß, dass sie ihre Essgewohnheiten trotzdem beibehalten und zunehmen.

Oder denken Sie an eine Mutter, die ihr Baby stillt. Stillen verbraucht extrem viel Energie und erzeugt darum erst einmal echten Hunger. Deswegen beginnt die Mutter nun vielleicht jeden Nachmittag ein Stück Kuchen mit Sahne zu essen – etwas, was sie bisher nur bei besonderen Gelegenheiten getan hat. Dieses kleine nachmittägliche Ritual entwickelt sich schnell zu einem Highlight des Tages: ein leckerer Kuchen, eine kleine Pause vom Alltagsstress mit Baby und das angenehme Gefühl, sich etwas zu gönnen. Das ist auch erst einmal überhaupt kein Problem, denn die konsumierten Kalorien werden durch das Stillen ja wieder verbraucht. Nun wird aber das Baby größer, und wie alle Mütter hört auch diese Mutter eines Tages auf zu stillen. Echter Bedarf für eine opulente Zwischenmahlzeit besteht nun nicht mehr – es wird ja keine Extraenergie mehr verbraucht. Der Körper käme hervorragend ohne den Kuchen klar, und wenn die Frau nicht zunehmen möchte, sollte sie jetzt mit dem nachmittäglichen Futtern aufhören.

Das tut sie allerdings nicht.

Als hätte sich nichts verändert, wird nämlich weiterhin zu einer bestimmten Zeit jeden Nachmittag Dopamin ausgeschüttet und damit die Kuchenlust ausgelöst. Statt eines Hungergefühls ist ein bestimmter Zeitpunkt zum Auslöser geworden. Sobald die innere Uhr der Frau auf »Nachmittag« steht, wird das Programm aktiviert. Im Unterbewusstsein ist dabei alles, was mit dem Kuchenessen zusammenhängt, als gewohnheitsmäßige Handlung gespeichert: vom Auftauen des Kuchenstückchens in der Mikrowelle über das Aufsetzen einer Tasse Tee bis zum Zubereiten der Sahne. Die Frau hat sich an ihr Kuchenritual *gewöhnt*. Zwar stillt es keinen Hunger mehr, aber das merkt sie kaum, denn es beschert ihr immer noch sehr angenehme Erlebnisse: Die Gefühle, sich etwas Leckeres zu gönnen und eine kleine Pause vom Alltagsstress zu haben, sind weiterhin da.

Dabei handelt es sich um nichts anderes als klassische Konditionierung wie bei den berühmten Pawlow'schen Hunden des russischen Forschers Iwan Petrowitsch Pawlow, der für seine Entdeckung den Nobelpreis bekam: Wenn Pawlows Hunde ihr Futter bekamen, läutete der zunächst immer ein Glöckchen. Nach einer Weile reichte das Läuten des Glöckchens aus, damit die Hunde in Erwartung des Fressens anfingen zu sabbern, völlig egal, ob sie gerade schon gefressen hatten oder nicht.

So ein im Unterbewusstsein gespeichertes Programm ist ziemlich hartnäckig. Bei Hunden ebenso wie bei Menschen.

WER HAT AN DER UHR GEDREHT?

Es ist faszinierend, was passiert, wenn wir bereits nur ein ganz kleines bisschen an den Schräubchen unserer Gewohnheiten drehen. Gehen Sie im Job immer um Punkt halb eins essen? Dann ist die Wahrscheinlichkeit groß, dass auch um Punkt halb eins Ihr Magen knurrt. Probieren Sie das nächste Mal Folgendes: Gehen Sie nur zwanzig Minuten später zum Mittagessen. Der Effekt dieser winzigen Änderung ist erstaunlich: Sie werden automatisch weniger essen – einfach nur, weil Ihr

Unterbewusstsein durch die ungewohnte Uhrzeit aus dem gewohnten Konzept gebracht wird. Der Sozialpsychologe Stanley Schachter, der die Ursachen von Übergewicht erforscht hat, hat diesen Effekt in einer Studie mit zwei Versuchsgruppen beobachtet. In der einen Gruppe ging die Uhr im Büro stark vor, in der anderen nach. Die Gruppe, in der die gewöhnliche Essenszeit früher angezeigt wurde, ging auch eher in die Kantine – und aß dort mehr. Die Gruppe, in der es länger dauerte, bis der Zeiger die normale Essenszeit erreichte, ging später und aß weniger: Der vom Unterbewusstsein gesteuerte Punkt maximalen Appetits auf der inneren, unbewussten Uhr war bereits überschritten, darum war es für die Studienteilnehmer leichter, auf Sättigungssignale zu reagieren. In der ersten Gruppe begann man hingegen bereits vor Erreichen des inneren Appetitmaximums zu essen, denn man befand sich da schon in der Kantine – und aß natürlich weiter, als es erreicht wurde. Ein bisschen zu warten lohnt sich also. Nicht nur in diesem Fall, wie wir noch sehen werden.

SCHNELLER SATT MIT DEM TELLERTRICK

Noch eine Gewohnheit lässt uns mehr essen, als wir wollen, nämlich unser Bestreben, einen vollen Teller möglichst leer zu essen. Kein Wunder, denn das hat man uns als Kindern beigebracht! Einen leeren Teller verknüpft unser Unterbewusstsein darum mit einem Gefühl der Sättigung. Logischerweise hat dieses optische Signal mit der körperlichen Sättigung nichts zu tun – und führt uns in die Irre. Das zeigt eindrucksvoll ein Experiment des US-amerikanischen Wissenschaftlers Brian Wansink: Der entwickelte einen Suppenteller, der niemals leer wird, sondern sich heimlich immer wieder nachfüllt. Probanden, die von diesem Teller Suppe aßen, nahmen bis zu 73 Prozent mehr zu sich! Für Sie bedeutet das: Essen Sie immer von möglichst kleinen Tellern, und tun Sie sich nicht zu viel auf einmal auf. Dadurch haben Sie viel eher das Gefühl, genug gegessen zu haben – und laufen kaum Gefahr, Ihren tatsächlichen Sättigungspunkt zu verpassen.

Die verborgenen Apps unseres Unterbewusstseins

Wir alle haben solche kleinen »Apps«, die wir in bestimmten Phasen unseres Lebens entwickelt haben – oft ohne es zu merken. Diese Rituale sind so fest in unserem Unterbewusstsein installiert wie das tägliche Zähneputzen. Sie geben unserem Alltag zusätzliche Struktur und müssen natürlich nicht unbedingt etwas mit Essen zu tun haben. Manche Leute gehen zum Beispiel auch im Sommer nie ohne Schal aus dem Haus. Andere zünden sich eine Zigarette an, sobald sie vor die Haustür treten. Die nächsten können nicht einschlafen, ohne nicht wenigstens ein paar Seiten in einem Roman gelesen zu haben. Und ein passionierter Jogger kann ziemlich unruhig werden, wenn er seine gewohnte abendliche Bewegung mal nicht bekommt – spätestens am nächsten Tag muss er dann wieder raus.

Viele dieser kleinen Programme drehen sich allerdings ums Essen – bei Menschen mit Gewichtsproblemen ebenso wie bei Leuten, die mit ihrer Figur zufrieden sind. Schließlich müssen wir alle Nahrung zu uns nehmen, sonst würden wir sterben. Allerdings geht Essen oft weit über das Befriedigen von Hunger hinaus. Es erfüllt jede Menge Zusatzaufgaben, die unser Unterbewusstsein im Laufe der Zeit damit verknüpfen lernt:

Essen als gesellschaftliches Ritual. Wir treffen unsere Freunde meistens nicht einfach auf der Straße, sondern im Café oder Restaurant. Und wir laden auch niemanden einfach zum gemeinsamen Rumsitzen zu uns nach Hause ein. Stattdessen servieren wir, je nach Tageszeit und Anlass, einen kleinen Snack, ein liebevoll zubereitetes Abendessen oder zumindest ein bisschen Gebäck zum Kaffee – und im Sommer grillen wir im Garten oder auf dem Balkon. Unser Unterbewusstsein lernt: Essen und Geselligkeit gehören zusammen.

Essen als Gelegenheit für eine Pause. Wer mit seiner Arbeit gerade nicht weiterkommt oder sich müde und lustlos fühlt, freut sich besonders über die willkommene Mittagspause. Oder über die Kaffeepause mit, siehe oben, ein paar Keksen. Durch mehr Essen – etwa indem man noch ein Dessert bestellt – lässt sich die Pause oft auch noch zeitlich weiter ausdehnen. Unser Unterbewusstsein lernt: Essen verschafft Verschnaufpausen.

Essen als Mittel gegen Langeweile. Wer gerade nichts zu tun, aber etwas zu essen in Reichweite hat, greift oft ganz automatisch danach. Denken Sie daran, wenn man auf eine Party eingeladen ist, auf der man niemanden kennt: Statt untätig herumzustehen und sich dabei unwohl zu fühlen geht man lieber (noch mal) zum Büfett, auch wenn man eigentlich schon mehr als satt ist. Manche Menschen haben sich auch angewöhnt, bei Autofahrten immer etwas zu knabbern, weil sie das Starren auf die Straße so monoton finden. Das Unterbewusstsein lernt: Essen ist etwas, das man tut, wenn man gerade nichts anderes zu tun hat.

Essen als Resteverwertung. Die Kinder haben mal wieder den Teller nur halb leer gegessen, oder es sind noch jede Menge Reste vom Partybüfett da. Viele Menschen haben sich angewöhnt, hier zuzulangen, damit »nichts umkommt«, auch wenn sie schon längst satt sind. Als Kind haben wir alle gelernt, dass es moralisch korrekt ist, Essen wertzuschätzen, weil es keine Selbstverständlichkeit ist, genug zu essen zu haben. Schließlich gibt es so viele Menschen auf der Welt, denen es schlechter geht als uns. Nichtgegessenes einfach wegzuwerfen macht darum ein schlechtes Gewissen. Unser

Unterbewusstsein lernt: Was da ist, muss auch gegessen werden, sonst sind wir ein gedankenloser Mensch. Damit eng verwandt ist der nächste Punkt:

Essen als Geste der Höflichkeit. Die Kollegin feiert ihren Ausstand und hat Kuchen gebacken. Man wurde zum Geschäftsessen eingeladen, ist eigentlich schon satt, aber der Teller ist erst halb leer. Oder die Schwiegermutter füllt mit den Worten »Hier, du hast sicher noch Hunger!« schnell den Teller noch einmal auf ...

Und wir? Wir essen. Weil wir unser Gegenüber nicht vor den Kopf stoßen wollen. Wenn jemand sich extra die Mühe gemacht hat, etwas für uns zuzubereiten, uns einzuladen, oder uns als Dankeschön etwas zu essen schenken möchte, sind wir geneigt, diese Dinge auch zu konsumieren. Das Unterbewusstsein lernt: Wenn uns jemand etwas zu essen gibt, dann isst man das auch (auf).

Essen als Möglichkeit, Zuneigung zu kommunizieren. Mütter von Teenagerkindern wissen zwar oft nicht, was gerade in ihren Sprösslingen vorgeht, aber sie kennen und kochen deren Lieblingsgerichte. Und wenn wir einem Freund oder einer Freundin etwas Gutes tun möchten, backen wir einen Kuchen oder kaufen eine Schachtel Pralinen. Das Unterbewusstsein lernt: Essen und Liebe hängen zusammen.

Essen als Trostspender. Diese elementare Botschaft wird bereits in unserem Unterbewusstsein verankert, wenn wir gerade erst das Licht der Welt erblickt haben: Weint ein Baby, kommt Mama postwendend angeflogen und nimmt ihr Kleines auf den Arm. Dann wird es gestillt oder bekommt die Flasche. Das Unterbewusstsein lernt: Geborgenheit und Nahrung gehören zusammen – und zwar vor allem süße Nahrung, denn Muttermilch ist eine echte Schleckerei.

Vorsicht! Wenn Sie gerade ein Kind bekommen haben, sollten Sie nun bitte nicht auf die Idee kommen, Ihr Baby öfter mal schreien zu lassen, damit es nicht »verwöhnt« wird und den genannten Bezug nicht herstellt. Damit erreichen Sie nur das Gegenteil: Babys, die in einem Versuch der University of Texas »kontrolliert« schreien gelassen wurden (wie es leider manche »Schlaflern«-Ratgeber empfehlen), hatten Stresshormonniveaus im Blut wie gehetzte Manager. Das blieb auch dann noch so, wenn die Kinder nach einer Weile resigniert das Schreien aufgaben und äußerlich ruhig wirkten. Ein zu hoher Level des Stresshormons im Kindesalter erhöht aber die spätere Wahrscheinlichkeit chronischer körperlicher und seelischer Krankheiten enorm. Außerdem bleibt lebenslang eine besondere Anfälligkeit für Stress bestehen – und der ist ganz schlecht fürs Gewicht, wie wir noch sehen werden. Und als wäre das nicht genug: Je mehr Stress wir bereits als Babys haben, weil die elterliche Zuwendung auf sich warten lässt, umso stärker ist auch später in Stresssituationen die Sehnsucht nach süßem Trost. Das führt mich direkt zum nächsten Punkt dieser Aufzählung: **Essen als Mittel gegen Stress.** Wer akuten Stress hat, isst mehr – und aus Figur-Perspektive leider genau das Falsche. Das haben zahlreiche Untersuchungen gezeigt. Dabei spielt eine Rolle, was ich im vorigen Punkt erwähnt habe: dass unser Unterbewusstsein Essen seit unserer frühesten Kindheit mit Trost, Beruhigung und Geborgenheit verbindet. Hinzu kommen aber noch weitere wichtige Aspekte, auf die wir wegen ihrer Komplexität noch gesondert zu sprechen kommen werden.

Sie erkennen an dieser Aufzählung: Es hat wirklich nichts mit Disziplinlosigkeit zu tun, wenn Sie mehr essen, als Sie eigentlich essen müssten. Es sind unsere Psyche, gesellschaftliche Konventionen und tief verwurzelte Gewohnheiten, die uns dazu bringen, mehr zu essen, als uns und unserer Figur guttut. Ich selbst hatte mir zum Beispiel angewöhnt, nach Shows zum gemeinsamen Abendessen mit der Crew zu gehen. Oft war es dann schon fast Mitternacht oder sogar noch später. Trotzdem habe ich mich über lange Zeit dazu verleiten lassen, noch etwas zu essen. Nicht weil ich wirklich hungrig war, sondern einfach um das Gefühl zu haben, ein bisschen auszuspannen nach getaner Arbeit. Dass ich dafür nicht unbedingt noch etwas zu essen brauchte, wurde mir erst spät bewusst. Da hatte ich schon einiges zugenommen – und habe schließlich selbst das Programm durchgeführt, auf dem dieses Buch basiert. Näheres dazu werde ich Ihnen in Kapitel zehn erzählen, wenn wir zur zentralen Hypnose in diesem Buch kommen.

In den meisten Fällen ist es unser Unterbewusstsein, das uns verführt. Nicht aus Böswilligkeit, sondern weil es uns helfen möchte, mit den Belastungen des täglichen Lebens besser fertigzuwerden. Dass es damit potenziell eine neue Belastung schafft – nämlich Übergewicht –, kann es nicht wissen, denn unser Unterbewusstsein ist nicht in der Lage, in die Zukunft zu schauen. Es recherchiert stattdessen im Archiv unserer bisherigen Erfahrungen, um uns im Hier und Jetzt bestmöglich zu assistieren. So ist es angelegt.

Wenn wir also möchten, dass unser Unterbewusstsein uns hilft, unsere Zukunft so zu gestalten, wie wir uns das wünschen, müssen wir ihm etwas auf die Sprünge helfen und es mit den richtigen Informationen füttern.

Blättern Sie bitte weiter!

Kapitel 6

Stopp! Wie Sie Essautomatismen erkennen und entschärfen – und wie Sie ein vertrauliches Gespräch mit Ihren schlechten Gewohnheiten führen, das Sie vor jeder Menge Extra-Kalorien bewahrt

Essen ist oft automatisiert. Das beginnt damit, dass wir nach dem Aufstehen im Halbschlaf in die Küche schlurfen und uns dort das gleiche Müsli wie jeden Morgen mixen. Es geht mit einem um Punkt 12 Uhr 30 lautstark nach einem Mittagessen verlangenden Magen weiter bis hin zum Familienabendbrot, bei dem immer Stullen, Aufschnitt und Käse auf dem Küchentisch stehen. Gegen solche Gewohnheiten ist erst mal nichts zu sagen, denn wir alle müssen ja essen. Allerdings, das haben wir im vorigen Kapitel gesehen, gibt es auch sehr viele Situationen, in denen wir essen, ohne dass unser Körper tatsächlich Energie in Form von Nahrung benötigt. Wer sich das bewusst macht, ist um eine wichtige Erkenntnis reicher, die beim dauerhaften Schlankwerden (und -bleiben!) sehr helfen kann.

Nehmen wir zum Beispiel die Extraportionen aus Pflichtgefühl. Sie sind meist ohnehin mit einer eher unangenehmen »Ich muss aber doch, weil ...«-Emotion gepaart. Hier endlich mal ehrlich Nein zu sagen und auf das »Ich muss« zu pfeifen kann sich wie ein Befreiungsschlag anfühlen. In den meisten Fällen reicht es darum schon, sich einmal ganz bewusst zu machen, was man da eigentlich tut – und eine schlaue Entscheidung zu treffen.

Wenn Sie also das nächste Mal kurz davor sind, das verschmähte Essen Ihrer Kinder zu vertilgen, halten Sie inne. Machen Sie sich klar: Familien in Krisengebieten haben wirklich überhaupt nichts davon, wenn Sie jetzt über den Hunger essen. Im Müll hilft das übrig gebliebene Essen zwar auch niemandem, aber es macht zumindest nicht dick.

Essen aus Höflichkeit ist genauso unnötig. Wechseln Sie die Perspektive: Es ist viel unhöflicher, Ihnen ungefragt etwas aufzudrängen. Können Sie den Nachschlag nicht mehr verhindern, lassen Sie die Portion bewusst liegen – beim nächsten Mal wird garantiert vorher nachgefragt. Auch Ihre Kollegin grämt sich nicht tagelang, wenn Sie deren Ausstands-Gebäck verschmähen. Wahrscheinlich wird sie es nicht mal merken. Zu guter Letzt gibt es auch kein ungeschriebenes Gesetz, nach dem man im Restaurant den Teller blank putzen muss. Der Sonnenschein am nächsten Tag ist davon wirklich völlig unabhängig. Ein schlechtes Gewissen brauchen Sie auch nicht zu haben: Speisereste in der Gastronomie wandern heutzutage in Biogasanlagen. Und überhaupt, haben Sie irgendwann schon einmal länger darüber gegrübelt, dass Ihr Geschäftspartner beim Business-Lunch nicht aufgegessen hat? Sie können sich nicht erinnern? Sehen Sie!

Wenn es auf jeden Fall eine Verabredung zum Essen sein soll, kann bereits eine clevere Wahl der Treffpunkte vor unnötigem Hüftspeck bewahren. Sushi-Bar oder Thai-Restaurant servieren figurfreundlicheres Essen als eine Elsässer Schänke oder ein American Diner. Und wer sich zum Brunch oder All-you-can-eat-Büfett verabredet, nimmt oft viel mehr zu sich, als er eigentlich Hunger hat: Der Preis ist meist so hoch angesetzt, dass man sich dumm vorkommt, wenn man – seinem Appetit entsprechend – nur ein Käsebrötchen oder einen Obstsalat isst, denn dafür hat man ja nicht 30 Euro bezahlt.

Wenn alle anderen sich ständig neue Portionen auf die Teller häufen, zieht man außerdem oft ganz automatisch mit. Wesentlich empfehlenswerter und auch preisgünstiger sind darum À-la-carte-Verabredungen zum Frühstück, Lunch oder Abendessen.

Die Magie der vielen kleinen Schritte

Falls Sie es nun mit bloßem Willen nicht direkt schaffen, Ihr Verhalten in den gerade genannten Situationen zu ändern, weil die Gewohnheit (noch) zu stark ist: Keine Panik! Haben Sie Geduld mit sich! Abnehmen ist wie alle Veränderungen ein Prozess, der aus vielen kleinen Schritten besteht. Machen Sie einfach weiter kontinuierlich die von mir in diesem Buch vorgeschlagenen hypnotisch wirksamen Übungen und Rituale mit. Auf diese Weise wird Ihr Unterbewusstsein nach und nach verstehen, dass es auf einen anderen Kurs eingestellt wurde. Es wird so einen für Sie passenden Weg finden, der Sie zu Ihrem schönen, schlanken Ich führt. Herzstück dieses Prozesses ist eine Selbsthypnose, wie ich sie mit großem Erfolg auch in meinen Seminaren und mit meinen Klienten durchführe.

Bitte geraten Sie nun aber nicht in Versuchung, eilig vorwärtszublättern! Dieses Buch ist so aufgebaut, dass es Sie schrittweise zum dauerhaften Abnehmen hinführt. Es ist wichtig, dass Sie verstehen und verinnerlichen, *warum* Sie überflüssige Pfunde mit sich herumtragen und *wie* diese überhaupt auf Ihren Hüften gelandet sind.

Solche Aha-Erlebnisse räumen für den Veränderungsprozess hinderliche Bedenken Ihres bewussten Verstandes aus – sprechen aber auch Ihr Unterbewusstsein an. Das ist ebenso neugierig wie schlau und liest heimlich mit. Dabei bekommt es Anregungen zu schlank machenden Verhaltensweisen und wird mithilfe der verschiedenen Übungen auch unmittelbar ins Boot geholt. So gleiten Sie langsam, aber sicher in Ihre neue Realität als schlanker und glücklicher Mensch.

Machen Sie weiter wie bisher – mit einer feinen Änderung

Zurück zu den Gelegenheiten, in denen wir uns manchmal so gedankenlos etwas in den Mund stopfen, wie ein Raucher zur Zigarette greift. Auf den ersten Blick schwieriger zu entschärfen als das »Pflichtfuttern«, von dem vorhin die Rede war, sind da die Situationen, in denen Sie zum oder durch das Essen eine angenehme Beigabe bekommen: nette Gesellschaft, Trost, etwas zu tun bei Langeweile, eine Pause und so weiter. Denn auf diese Extras möchten Sie natürlich nicht verzichten. Sollten Sie auch gar nicht, denn dann hätten Sie ja wieder ein Verbot – mit den bekannten Folgen.

Stattdessen gehen Sie schrittweise vor:

Nehmen Sie noch einmal Ihr Notizbuch Nummer eins zur Hand, und blättern Sie zur ersten freien Seite. Unterteilen Sie diese Seite in drei Spalten. Ganz links schreiben Sie nun alle Situationen Ihres Alltags auf, in denen Sie essen, obwohl es hauptsächlich um etwas anderes geht. Vom Besuch bei der kranken Tante im Seniorenheim, bei der Sie immer aus Langeweile muffige Kekse knabbern, bis hin zum Treffen mit dem besten Kumpel, mit dem Sie sich zweimal im Monat zum Brunch treffen.

In der mittleren Spalte schreiben Sie auf, worum es bei diesen Situationen *eigentlich* geht. Die kranke Tante besuchen Sie, weil Sie sie mögen und damit sie nicht so einsam ist. Mit dem besten Kumpel treffen Sie sich, weil Sie gemeinsam Zeit verbringen wollen. Das ist der Kern der Sache, darum geht es. Nicht ums Essen.

Im nächsten Schritt überlegen Sie sich, wie Sie diesen Kern

in der jeweiligen Situation vom Essen entkoppeln können. Schreiben Sie jetzt in der Spalte ganz rechts alle Handlungsalternativen auf, die Ihnen zum jeweiligen Punkt einfallen. Dabei helfen kann Ihnen übrigens das *Fake it till you make it*-Experiment von Seite 32. Fragen Sie sich einfach: Was würde mein Vorbild in dieser Situation tun?

Ein paar Beispiele:

Statt bei der Tante aus purer Langeweile Kekse zu knabbern könnten Sie ein Spiel mitbringen, das Sie zusammen spielen, etwa ein Karten- oder ein Halma-Spiel. Oder Sie schlendern mit ihr gemeinsam durch den Garten des Seniorenheims. Davon hat auch die Tante mehr.

Wer sich zum Klönen mit Freunden immer zum Brunch oder in der Konditorei trifft, könnte einmal ausprobieren, ob ein gemeinsamer Waldspaziergang oder eine Radtour nicht den gleichen Zweck erfüllt oder zumindest das Treffen mit ein bisschen energiezehrender Action abrunden kann.

Wem klar wird, dass er eigentlich Zuspruch und Trost braucht, kann zum Telefon greifen und die beste Freundin anrufen, statt direkt die Tafel Schokolade aufzureißen – die Freundin hört auch wesentlich besser zu als die Süßigkeit.

Wem bei Autofahrten regelmäßig langweilig ist, der könnte einem Hörbuch lauschen oder wie Kinder Sätze aus den Buchstaben der Nummernschilder der vorbeifahrenden Wagen bilden, statt die auf dem Beifahrersitz platzierten Erdnussflips zu knuspern.

Wird Ihnen bewusst, dass Sie Essen dazu benutzen, um eine zusätzliche Pause von der Arbeit zu bekommen? Dann könnte Ihre Alternative so aussehen, dass Sie zunächst in die Küche gehen und ein Glas Wasser trinken oder einmal um den Block spazieren – statt sofort zur Gebäcktheke beim Bäcker zu pilgern.

Apropos: Sich Handlungsmöglichkeiten zu überlegen, in denen Bewegung eine Rolle spielt, ist doppelt gut. Einmal wirkt sich Bewegung positiv auf das seelische Befinden aus. Dabei rede ich jetzt nicht (allein) von nur mit Mühe zu erlangenden Glücksgefühlen wie dem viel beschworenen »Runner's High«, sondern von der zufrieden machenden Kraft eines ganz ordinären kurzen Spaziergangs. Es gibt zahlreiche Untersuchungen, die belegen, dass simples Gehen Depressionen lindern oder davor schützen kann. Frustfuttern wird damit wesentlich unwahrscheinlicher. Der zweite Effekt ist genauso wunderbar: Selbst wenn man im Anschluss an einen Spaziergang trotzdem im Café einkehrt (oder nach dem Gang um den Block ein Gebäckstück kauft oder zu den angebotenen Keksen greift), hat man seine Energiebilanz durch die zusätzliche Bewegung positiv beeinflusst.

Machen Sie sich bewusst: Es sind fast nie Exzesse, die nach und nach die Pölsterchen wachsen lassen! Es sind eher die eigentlich lächerlich wenig scheinenden 50, 100 oder 150 Kalorien, die man täglich zu viel isst – oder zu wenig verbraucht. Und die haben Sie mit ein paar zusätzlichen Spaziereinheiten locker getilgt: Je nach Körpergewicht verbrennen Sie sogar bei gemächlichem Gangtempo bis zu 170 Kilokalorien pro halber Stunde. Das ist schon fast die Menge, mit der ein kleines Stückchen Apfelkuchen auf Hefeteig zu Buche schlägt.

Nicht erschrecken: Ich erwähne den Kalorienverbrauch hier und anderswo nur zur Verdeutlichung und will Sie damit keinesfalls zum akribischen Kalorienzählen animieren. Sie möchten ja locker abnehmen und nicht am Ende doch wieder Diätstress haben und wild hin und her rechnen. Es reicht, wenn Sie die Faustregel verinnerlichen: Selbst die kleinste Bewegung ist besser als keine Bewegung – und sei sie noch so unspektakulär wie etwa ein Bummel durch die Fußgängerzone oder so schnell erledigt wie das Treppensteigen in den ersten Stock. Zusätzliche Mini-Bewegungseinheiten lassen sich in jeden Alltag einbauen, ohne dass man sein Leben umkrempeln müsste, haben aber in der Summe einen enormen Effekt.

DAS WUNDERSAME WASSERGLAS

Das Ritual des wundersamen Wasserglases kann Sie ganz einfach vor unreflektiertem Gewohnheitsnaschen und damit vor jeder Menge unnötiger Kalorien bewahren. Der Trick besteht darin, immer ein vollständig gefülltes, großes Wasserglas griffbereit in Ihrer Nähe stehen zu haben. Sobald Sie den Impuls verspüren, etwas zu essen, trinken Sie zunächst dieses Glas Wasser konzentriert und in kleinen Schlucken. Machen Sie dabei das Trinken zu einer kleinen Meditation. Schließen Sie die Augen, und spüren Sie, wie das Wasser über die Zunge rinnt und weiter in Ihre Speiseröhre, wie Ihre Lippen das Glas berühren. Anschließend füllen Sie das Glas sofort wieder und stellen es sich wieder hin. Möchten Sie nun immer noch den Schokoriegel oder den Keks essen, tun Sie das. Das ist völlig in Ordnung.

Sie werden aber feststellen, dass Sie in vielen Fällen gar keine Lust mehr auf die Nascherei haben. Dass Wasser den Magen füllt, hat damit nur am Rande zu tun. Viel wichtiger ist, dass Sie zwischen den spontanen Essimpuls und das Essen eine neutrale Handlung geschoben haben. Ein paar Augenblicke nur, die Ihr Unterbewusstsein dazu nutzt, um aus der Gewohnheitsschleife auszusteigen und sich in Ihrem Organismus zu erkundigen, ob Sie wirklich Appetit haben oder ob es sich um etwas anderes handelt. Es kann zum Beispiel gut sein, dass Sie in Wahrheit tatsächlich Durst hatten, denn wenn der sich gerade erst anbahnt, wird das Signal oft falsch interpretiert. Man merkt lediglich unbewusst, dass man ein Bedürfnis hat – und greift dann nach dem, was der Gewohnheit entspricht. Raucher rauchen, andere langen in die Schublade mit Süßigkeiten.

Viel Wasser zu trinken ist in jedem Fall eine hervorragende Angewohnheit: Es regt den Stoffwechsel an, schwemmt Giftstoffe aus, die besonders beim Abnehmen aus dem Fettgewebe gelöst werden, macht wach und lässt Sie klarer denken, als ein Schokoriegel das je hinkriegen würde.

Nie wieder Milchkaffee, Kekse, Erdnussflips? Keine Panik!

Bevor Sie sich nun doch sorgen, dass Ihnen hier klammheimlich etwas weggenommen werden soll: Das alles heißt keineswegs, dass Sie sich nie wieder zum Kuchenessen oder Brunch treffen dürfen oder es von nun an untersagt ist, beim Autofahren etwas zu essen. Ich wiederhole es noch mal: Verbote sind kontraproduktiv! Es geht hier erst einmal nur darum, automatische Handlungen zu erkennen. Automatische Handlungen – Gewohnheiten – sind wie ein Karussell, aus dem man, wenn es einmal in Gang gesetzt ist, nicht mehr aussteigen kann.

Der Sinn der obigen Spaltenübung und auch des Wasserglasrituals ist es, dieses Karussell vor dem Einsteigen einen Moment länger als gewöhnlich anzuhalten. Damit bekommen Sie die Möglichkeit zu entscheiden: Will ich diesmal wirklich mitfahren? Oder möchte ich vielleicht lieber etwas anderes tun? Mit der anfangs bewussten Auflistung von Handlungsalternativen zeigen Sie Ihrem mitlesenden Unterbewusstsein: Guck mal hier, das kann man auch noch alles machen! Dadurch, dass Sie die Handlungsalternativen handschriftlich festhalten, sorgen Sie dafür, dass Ihr Unterbewusstsein die neuen Ideen nicht sofort wieder vergisst, sondern sie zumindest schon einmal zwischenspeichert – der erste Schritt eines Lernprozesses. Noch eine weitere Vertiefung erzielen Sie, wenn Sie, ganz im Sinne von Émile Coué, Ihre Alternativideen laut vorlesen und so auch Ihren Hörsinn mit einbeziehen.

Per Express ins Unterbewusstsein:
Neue Gewohnheiten via Hypnose

Die Schwierigkeit besteht nun darin, Ihre tollen neuen Ideen so in Ihr Unterbewusstsein einzuschmuggeln, dass Ihnen die figurfreundlichen Handlungspläne in Zukunft genauso selbstverständlich zur Verfügung stehen wie die bisherigen Gewohnheiten, die Ihrer Linie geschadet haben. Der kleine Haken dabei: Man hat beobachtet, dass man eine neue Aktion mindestens sieben Mal – besser häufiger – ausgeführt haben muss, ehe sie zu einer Gewohnheit werden kann. Alles darunter nimmt Ihr Unterbewusstsein als Abweichung von der üblichen Routine wahr und versucht hartnäckig, Sie wieder zu Ihren alten Gewohnheiten zurückzusteuern. So ähnlich wie ein störrisches Navi, das nicht kapiert, dass die Autobahn gesperrt ist, und stur probiert, Sie zurück in den Stau zu lotsen. Darum sind die ersten ein, zwei Wochen beim Etablieren neuer Gewohnheiten immer die schwierigsten. Wenn Sie so lange durchhalten, werden Sie merken, dass Sie eine Schwelle überwunden haben: Plötzlich fühlt sich alles ganz natürlich an.

In diesen zwei ersten Wochen ist nun verständlicherweise das Rückfallrisiko groß. Außerdem kann von »lockerem Abnehmen« keine Rede sein, wenn man sich selbst mit Argusaugen überwachen muss, um nicht versehentlich in die alten Verhaltensweisen zurückzufallen. Kommt dann auch noch Stress dazu, ist meist Hopfen und Malz verloren. Doch keine Sorge, zum Glück gibt es (Selbst-)Hypnose! Hypnose überbrückt die mitunter unangenehme Eingewöhnungszeit und implementiert die neuen Verhaltensweisen direkt im Unterbewusstsein. Die *Süddeutsche Zeitung* hat mich einmal als »sanften Schädelchirurg« bezeichnet. Das fand ich sehr treffend, denn das ist es, was ich mache: Per Hypnose pflanze ich den Menschen neue, hilfreiche Verhaltensmuster ins Unterbewusstsein, wo sie meinen Klienten nicht erst in zwei Wochen, sondern sofort zur Verfügung stehen.

Werden Sie zum Reporter in eigener Sache

Eine ebenso spaßige wie effektive Technik dazu ist die des Interviews mit dem Unterbewusstsein. In der Eins-zu-eins-Arbeit in meinem Berliner Atelier versetze ich dabei meine Klienten zunächst in eine leichte Trance. Anschließend führe ich ein interessantes Gespräch mit dem Unterbewusstsein und der nervigen Gewohnheit, die mein Klient loswerden möchte. Und zwar so, als seien beide tatsächliche Personen. Diese Technik funktioniert vom Rauchen bis zur Aufschieberitis – und genauso gut bei Gewohnheiten, die das Essverhalten betreffen, wie zum Beispiel dem Frustfuttern.

Ich spreche in einem solchen Interview mit dem Frustessen wie mit einem langjährigen Mitarbeiter, der immer zum Wohle meines Klienten gehandelt hat: Gewohnheiten verfolgen nämlich grundsätzlich das hehre Ziel, ihrem »Chef« oder ihrer »Chefin« das Leben leichter und angenehmer zu machen. Ich bitte dann das Frustessen, dem Unterbewusstsein die positiven Aspekte seines Tuns aufzuzählen. Also genau die Dinge, die wir vorhin herausgearbeitet haben: zum Beispiel Entspannung und das Spenden von Trost.

Dieser Dialog zwischen dem Frustessen und dem Unterbewusstsein bleibt mir und auch meinem Klienten während der Hypnose verborgen, er geht vertraulich und »unter vier Augen« im Innern des Gehirns vonstatten. Erhalte ich vom Unterbewusstsein ein Zeichen, dass das interne Gespräch vorbei ist, bitte ich den Mitarbeiter namens Frustessen, im Kreativitätszentrum Vorschläge einzuholen, die die gleichen positiven Effekte haben wie sein eigenes Wirken. Mit diesen Ideen soll es zum Unterbewusstsein zurückkehren. Das darf sich daraus dann die besten Verhaltensweisen aussuchen. Zum Schluss wird das Frustessen mit ehrlichem Dank in den Ruhestand geschickt, den es ab jetzt genießen darf.

Klingt verrückt?

Ist es auch, aber dieses hypnotische Interview ist gerade deswegen so wirkungsvoll. Das liegt daran, dass man hier mit dem Unterbewusstsein in der Sprache spricht, die es am allerbesten versteht: in Metaphern. So bringt es das Kunststück fertig, uns neue Verhaltensweisen ohne den mühsamen Umweg der täglichen Wiederholung sofort als Handlungspläne zur Verfügung zu stellen. Dabei deaktiviert es gleichzeitig die nicht mehr erwünschte Verhaltensweise.

Das Tolle dabei: Um das Interview durchzuführen brauchen Sie mich nicht, das können Sie auch ganz allein. Wenn Sie diese Technik jetzt gleich ausprobieren, kann das im ersten Augenblick etwas unheimlich wirken, weil Ihr Unterbewusstsein über Ihren Körper mit Ihnen kommuniziert. Dabei handelt es sich aber weder um Spuk noch um Hokuspokus. Körperliche Reaktionen sind eine ganz normale Ausdrucksform unseres Unterbewusstseins, der wir im Alltag aber normalerweise keinen Platz einräumen.

EIN HYPNOTISCHER PLAUSCH MIT DEM UNTERBEWUSSTSEIN

Suchen Sie sich einen Platz, an dem Sie eine Weile ungestört sein können. Legen Sie dieses Buch aufgeschlagen hin, Sie haben bei der Übung die Augen die meiste Zeit geöffnet und haben die Lizenz zum Spicken. Setzen Sie sich an einen Tisch. Linkshänder stützen dabei den linken Arm auf den Ellbogen, Rechtshänder den rechten. Die Hand lassen Sie locker herabhängen. Ihr Unterarm mit der Hand erinnert so entfernt an einen Schwanenhals mit Kopf. Machen Sie nun einmal die

Elman-Induktion von Seite 74, öffnen Sie aber anschließend die Augen. Sie sollten jetzt völlig entspannt und fokussiert sein, was einer leichten Trance entspricht. Es ist völlig richtig, wenn Sie sich dabei hellwach fühlen. Stellen Sie im Anschluss laut Ihre erste Frage:

»Ist da das Unterbewusstsein? Bitte gib mir ein Zeichen, wenn du bereit bist!«

Warten Sie ab, und erschrecken Sie sich nicht: Nach einer Weile sollte sich etwas an Ihrer Hand bewegen. Ein Finger, der zuckt. Ein Drehen im Handgelenk oder ein zuckender Muskel im Daumenballen. Das ist das Zeichen. Nun tragen Sie Ihr Anliegen vor:

»Liebes Unterbewusstsein, hol mir bitte einmal das Frustessen her. Sobald es da ist, gib mir ein Zeichen.«

Nun warten Sie wieder ab, bis sich Ihre Hand bewegt. Dann fragen Sie:

»Spreche ich jetzt mit dem Frustessen?«

Wieder abwarten, bis das Signal kommt. Anschließend würdigen Sie die Arbeit des Frustessens:

»Liebes Frustessen, du warst immer ein hervorragender Mitarbeiter und hast deine Arbeit sehr gewissenhaft ausgeführt. Ich möchte dich bitten, dem Unterbewusstsein einmal alle positiven Aspekte deiner Arbeit zusammenzufassen. Wenn du fertig bist, gib mir bitte wieder ein Zeichen.«

Nun kann es etwas dauern, bis Sie ein Zeichen bekommen. Das Frustessen muss ja erst einmal in Ruhe darlegen können, warum sein Tun bisher immer so wichtig war. Kommt das Signal, sagen Sie:

»Liebes Frustessen, nun begib dich bitte ins Kreativitätszentrum. Erkundige dich dort, was man – statt zu essen – tun könnte, um genauso hilfreich zu sein, wie du es bisher warst. Du musst mir von diesen neuen Handlungen nicht erzählen. Höre nur gut zu und gib Bescheid, wenn du fertig bist.«

Wieder das Zeichen abwarten. Auch das kann etwas dauern. Nun sagen Sie:

»Liebes Frustessen, gib jetzt bitte die Handlungsalternativen ans Unterbewusstsein weiter. Wenn du das erledigt hast, entlasse ich dich in den wohlverdienten Ruhestand – ich wünsche dir alles Gute und danke dir für die tolle Zusammenarbeit.«

Anschließend wenden Sie sich ans Unterbewusstsein:

»Liebes Unterbewusstsein, bitte wähle nun aus den Alternativen drei aus, die dir besonders gut gefallen. Diese nimmst du gleich mit aus der Hypnose. Sobald du das getan hast, gib mir ein Zeichen.«

Erneut das Zeichen abwarten. Zum Abschluss sagen Sie:

»Bitte setze ab sofort die neuen Vorschläge in die Tat um. Solltest du noch Einwände gegen die Umsetzung haben, zeige es mir mit einem Signal an.«

Warten Sie nun eine Minute ab. Normalerweise passiert jetzt nichts mehr. Dann können Sie den Arm entspannt auf dem Tisch ablegen. Daraufhin schließen Sie die Augen und machen noch einmal die Elman-Induktion, die Sie beenden, indem Sie sich vorstellen, dass die Muskeln um Ihre Augen ihre Kraft wiedererlangen.

Sollten Sie wider Erwarten ein Signal bekommen, wiederholen Sie das Interview noch einmal. In diesem Fall hat Ihr Unterbewusstsein den Eindruck, dass noch nicht alle Vorteile des Frustessens durch neue Handlungsalternativen vollwertig ersetzt wurden. Es benötigt noch mehr Ideen. Dieses Interview können Sie natürlich nicht nur für das Frustessen, sondern für jede Ihrer lästigen (Ess-)Gewohnheiten durchführen. Da Sie sich ja nicht die Nahrungsaufnahme als solche abgewöhnen wollen, ist es leider nicht möglich, einfach übergeordnet »das Essen« anzusprechen. Nachdem Sie mit dem Frustessen gesprochen haben, könnten Sie sich also mit dem Essen aus Langeweile zusammensetzen, dem Essen aus Höflichkeit und so weiter. Mit jedem Durchgang wird Ihr Unterbewusstsein darin bestärkt, von nun an eine neue Lebensweise zu unterstützen, die Ihr Ziel, schlank, schön und gesund zu sein, mit voller Kraft ansteuert. Und zwar ohne dass es sich anfühlt, als müssten Sie auf etwas verzichten, denn alle positiven Aspekte des früheren Zu-viel-Essens bleiben Ihnen ja erhalten.

Mit einem besonderen Grund für unreflektiertes Zu-viel-Essen müssen wir uns allerdings noch etwas genauer befassen. Einer Ursache, die so tief in uns verwurzelt ist, dass Sie sie auch mit einem noch so raffinierten Interview nicht zu fassen bekommen werden. Die Rede ist vom Essen aus Stress. Stressessen unterscheidet sich stark von allen anderen schlechten Angewohnheiten des Zu-viel-Essens − weil es sich hier eben nicht einfach um eine schlechte Angewohnheit handelt. Stattdessen sind die Auslöser fürs unkontrollierte Essen unter Stress seit Millionen Jahren der Menschheitsgeschichte in unseren Genen festgeschrieben. Ihr Unterbewusstsein kann hier die wundervollsten Alternativpläne zur Hand haben, aber wenn einmal das urzeitliche Stressprogramm gestartet ist, ist es schwer, dagegen anzukommen. Darum ist es erst einmal wichtig zu verstehen, was bei Stress überhaupt im Körper passiert. Nur dann können wir ihn gezielt an der Wurzel packen.

Kapitel 7

Stress lass nach: Welche Substanz Sie unbedingt kennen müssen, wenn Sie dauerhaft abnehmen möchten, warum ein bisschen Krümelmonster in jedem von uns steckt und wie Sie tiefe Entspannung per Fingerdruck hervorzaubern

Wissenschaftler sind mittlerweile der Ansicht, dass Stress nicht nur die Wurzel allen Übels bei etlichen Krankheiten ist, sondern dass auch die meisten Fälle von Übergewicht zumindest teilweise stressbedingt sind.

Für Sie sind das ganz hervorragende Neuigkeiten!

Denn wenn Sie lernen, wie Sie Stress entschärfen, bevor er von Ihnen Besitz ergreifen kann, haben Sie mit großer Wahrscheinlichkeit *die* zentrale Ursache für Ihre überflüssigen Pfunde aus dem Weg geräumt. Glücklicherweise ist die Technik der Selbsthypnose, die Sie in diesem Buch nach und nach lernen, nicht nur eine der besten Möglichkeiten, ein neues, schlankes Selbstbild im Unterbewusstsein zu verankern und mit neuen Verhaltensweisen den Weg dorthin zu ebnen. Hypnose ist auch eines der wirkungsvollsten Mittel gegen Stress, das es überhaupt gibt! Ihr größter Vorteil gegenüber anderen Entspannungsmethoden: Hypnose entspannt nicht nur, sie kann auch individuelle Stressauslöser durch gezielte Visualisierung neutralisieren. Das ist wichtig, denn jeder Mensch hat unterschiedliche Stressszenarien. Den einen stresst das Reden

113

vor anderen Leuten. Der Nächste steht in öffentlichen Verkehrsmitteln unter Strom. Der Dritte bekommt Panik, wenn er
alleine im Home Office eine Präsentation vorbereiten soll,
während ein Vierter genau das entspannend findet, aber bei
Gruppenarbeit Schweißausbrüche bekommt. Sie selbst kennen Ihre persönlichen Stressauslöser am besten. Egal, um was
es geht, sie werden bald ihre destruktive Wirkung verlieren.
Doch schauen wir uns erst einmal an, was bei Stress überhaupt
im Körper passiert.

Cortisol – das Multitalent aus der Nebenniere

Eine Ursache für hartnäckige Fettpolster versteckt sich in
unserer Körperchemie. Alles dreht sich dabei um eine Sub-
stanz, mit der eine erfolgreiche und dauerhafte Gewichtsabnahme steht und fällt. Es geht um einen auf den ersten Blick
unscheinbaren Stoff, den unser Körper selbst produziert. Die
Rede ist von Cortisol. Cortisol ist ein wichtiger Botenstoff im
menschlichen Organismus. Das Hormon wird in bestimmten
Situationen in den Nebennieren produziert und regelt – unter
anderem – den Energiehaushalt des Körpers. Wenn wir Sport
machen, wird zum Beispiel vermehrt Cortisol ausgeschüttet.
Dadurch werden die arbeitenden Muskeln mit Energie versorgt. Ohne Cortisol würden wir sofort schlappmachen. Wenn
wir nachts schlafen, ist die erste Nachthälfte eine tiefe Ruhe-
phase, in der zweiten Nachthälfte steigt dann der Cortisolspiegel im Blut kontinuierlich an. So wird ganz allmählich immer
mehr Energie freigesetzt, und wenn wir morgens die Augen
aufschlagen, sind wir gleich voller Elan für den Tag. Doch
damit sind die Aufgaben von Cortisol noch lange nicht erschöpft. Es spielt auch eine zentrale Rolle in unserem Immunsystem. Bei Entzündungen und Immunreaktionen ist es die
Feuerwehr, die dafür sorgt, dass alles gezielt und klar umgrenzt

abläuft, ohne auf gesunde Körpergewebe überzugreifen. Es schützt vor überschießenden Autoimmunreaktionen. Kurz: Ohne Cortisol wären wir ziemlich aufgeschmissen.

Die urzeitliche Stressantwort:
Abhauen oder draufhauen

Eine weitere zentrale Aufgabe kommt dem Cortisol in Stresssituationen zu. Auch das ist ursprünglich ein sinnvoller Mechanismus, der im Extremfall über Leben und Tod entscheiden kann. Wenn unsere Urahnen unter Stress gerieten, weil ihnen ein wildes Tier mit fletschenden Zähnen gegenüberstand, waren sie darauf angewiesen, dass ihr Körper sofort Reserven mobilisierte, die ihnen eine rasche Flucht oder den Angriff ermöglichten. Eine solche blitzartige Energiebereitstellung ist die Spezialität des Cortisols. Zusammen mit Adrenalin und Noradrenalin, zwei weiteren wichtigen Stresshormonen, setzt es einen komplizierten chemischen Prozess in Gang. Dabei werden Energiespeicher in der Leber und der Muskulatur angezapft. In der Folge wird Glukose ins Blut abgegeben, etwas später werden auch Fettsäuren aus Fettdepots gelöst, um dem Organismus zur Verfügung zu stehen. Auf all das folgte in urzeitlichen Stresssituationen dann auch tatsächlich körperliche Aktivität: Flucht oder Kampf oder, wie es mit dem offiziellen englischen Terminus heißt, *Fight-or-flight*. Die bereitgestellte Energie wurde bei der Bewegung verbraucht – und das Cortisol nebst weiteren Stresshormonen abgebaut. So wird die Körperchemie auf ganz natürliche Weise wieder ausgeglichen.

Nun sind wir in unserer modernen Lebenswelt eher selten mit wilden Tieren konfrontiert. Es sei denn, wir bewundern sie aus sicherer Entfernung im Zoo oder machen im Urlaub eine Safari. Dass wir in der Fußgängerzone oder im

Büro nicht mit Angriffen von Bären oder Wolfsrudeln rechnen müssen, werden die meisten von uns wohl eher begrüßen. Das bedeutet allerdings nicht, dass wir heute weniger Stress hätten als unsere Vorfahren. Nur haben sich die Ursachen des Stresses geändert: Viele Menschen leiden heute unter gestiegenen Anforderungen im Job oder ächzen unter der Doppelbelastung durch Beruf und Familie. Andere stecken täglich im Stau fest, und wer in Elternzeit mit dem Nachwuchs zu Hause bleibt, rotiert oft ohne jegliche Delegationsmöglichkeit einsam zwischen Waschmaschine und Wickeltisch. Stress lauert überall, nahezu keiner bleibt davon verschont. Die Crux dabei: Statt uns, wie von der Evolution vorgesehen, in Stresssituationen auszupowern, sind wir meist zu Bewegungslosigkeit verdammt.

Der Alltag der wenigsten Menschen ist heutzutage noch mit echter körperlicher Anstrengung verbunden, wenn sie nicht gerade Sportprofi sind. Statt mit dem Fahrrad zu fahren, sind mittlerweile selbst viele Briefträger aufs Auto umgestiegen, und bei den allermeisten Jobs gibt es so gut wie überhaupt keine physische Betätigung mehr. Auch im Haushalt muss niemand mehr kräftezehrend die Kleider übers Waschbrett rubbeln, und den Rasen mähen wir längst elektrisch. Wer im Büro arbeitet, beruflich hinterm Lenkrad hockt, in Küche und Kinderzimmer gegen das Chaos kämpft oder auch als Chirurg im Operationssaal steht, verharrt dort in der Regel auch dann, wenn der Stress über sie oder ihn hereinbricht. Raucher gehen vielleicht mal vor die Tür, um eine Zigarette zu rauchen – andere zu ihrem geheimen Süßigkeitenvorrat, um einen Schokoriegel »für die Nerven« zu essen. Körperliche Betätigung sieht anders aus.

Brett vorm Kopf und unbezwingbarer Heißhunger auf Süßes

Die Stresshormone tun trotz dieser geänderten Umstände weiterhin stur ihren seit Jahrmillionen festgeschriebenen Job: Sie bereiten uns auf körperliche Aktivität vor und schicken Blut mit Nährstoffen in die Muskeln. Außerdem schalten sie unser Gehirn kurzfristig auf Autopilot. Komplizierte Denkvorgänge sind in Situationen, in denen eine blitzschnelle Reaktion überlebenswichtig ist, nämlich eher hinderlich, da zählen Instinkte. Darum haben wir bei Stress oft das berühmte »Brett vorm Kopf«, wenn wir gerade eigentlich klar denken müssten. Bei Vorträgen und in Prüfungen kann das ausgesprochen hinderlich sein.

Abgesehen davon haben die bereitgestellten Reserven kaum eine Chance, verbraucht zu werden. Hinzu kommt, dass unser Gehirn unter Stress etwa zwölf Prozent mehr Energie verbraucht als im Normalmodus und nach kurzer Zeit ein SOS funkt: Es braucht dringend Energienachschub in Form von Glukose, denn die ist ja vorhin in Richtung Muskeln geschickt worden. Wir bekommen Heißhunger auf Süßes oder Fast Food: Leicht verdauliche Kohlenhydrate, wie sie zum Beispiel in Schokoriegeln zu finden sind, gehen sofort ins Blut und kommen schnell im Gehirn an. Befindet sich nun eine gut gefüllte Süßigkeitenschublade in Reichweite oder eine Keksschale auf dem Konferenztisch, wird fast jeder zum Krümelmonster. Da greift die Hand schneller zu, als der abnehmwillige Geist überhaupt denken kann: *Besser nicht, du wolltest doch ...!*

Wahrscheinlich denkt der oder die Gestresste in diesem Moment aber sowieso nicht nach. Er oder sie reagiert einfach auf die körperchemischen Veränderungen. Studien belegen, dass ein erhöhter Cortisolspiegel mit gesteigertem Appetit einhergeht. Wer jetzt unter Aufbietung aller Willensstärke widersteht, wird das als extremen Verzicht erleben – und das macht noch viel mehr Stress. So wird jede Diät zur psychischen Tortur. Wer hingegen zugreift, erlebt erst einmal eine große Erleichterung, weil der Zucker dem Stress die Spitzen nimmt. Manche Mediziner betrachten es darum als die gesündere Alternative bei Stress, dem Süßhunger einigermaßen kontrolliert nachzugeben, als ihm mit aller Macht zu widerstehen. Leider schlägt dieses Verhalten später nicht selten in Frust über die eigene vermeintliche Schwäche um oder mündet gleich in Resignation: Jetzt ist eh alles egal, kann ich auch die ganze Keksschachtel leer futtern ...

Ich bin darum der Ansicht: Die beste Alternative ist es, Stress erst gar nicht entstehen zu lassen. Dann muss man auch nichts Süßes futtern, um besser mit den Folgen fertigzuwerden. Wie Sie Stress bereits mühelos im Keim ersticken, dazu kommen wir noch.

DIE KUH AUF DEM PARKPLATZ

Ein kleines gedankliches Ritual kann Ihnen dabei helfen, Stress in Situationen, in denen Ihre lieben Mitmenschen Sie mal wieder ärgern, sofort verpuffen zu lassen.

Stellen Sie sich vor, Sie sind auf einem voll besetzten Parkplatz, und endlich wird eine Parklücke frei. Sie setzen an, um einzuparken. Plötzlich schießt ein Luxusgefährt an Ihnen vorbei und besetzt die Lücke. Der Fahrer steigt aus, guckt frech und verschwindet. In so einem Moment schießen den meisten von uns die Stresshormone in die Adern. Uns schwillt sprichwörtlich der Kamm. Wir werden wütend. Der Einzige, der darunter leidet, sind allerdings wir, weil es für diese Wut kein Ventil gibt.

Nun stellen Sie sich noch einmal die gleiche Eingangssituation vor: Sie suchen einen Parkplatz und entdecken eine einzige freie Lücke. In dem Moment kommt eine Kuh angerannt, schneidet Ihnen den Weg ab und legt sich mitten auf den freien Parkplatz. Dabei hat sie auch noch die Nerven, Sie dreist anzuglotzen. Die Situation ist genau die gleiche – Sie haben keinen Parkplatz. Aber statt sich aufzuregen, brechen Sie in entspannendes Gelächter aus, bevor Sie sich erneut auf die Suche machen. Von Stress keine Spur.

Nicht das Außen hat sich in diesem Fall geändert, sondern das Innen. Ihre Perspektive. Ihr Fokus. Mit direkten Konsequenzen für Ihre Realität. Eine Realität ohne eine Überdosis schädlicher Stresshormone im Organismus. Denken Sie darum das nächste Mal, wenn Sie jemand ärgert, an die Kuh auf dem Parkplatz. In vielen Situationen können wir menschliche Stressfaktoren – den Parkplatzdieb, den cholerischen Chef oder den Rempler in der Straßenbahn – durch eine trottelige Kuh ersetzen. Probieren Sie es aus, und genießen Sie die befreiende Kraft des Lachens!

Rauf – runter – rauf: Die Achterbahnfahrt der Hormone

Doch noch einmal zurück zur akuten Stresssituation. In der sorgt Süßkram oder Fast Food nicht nur kurzzeitig für neuen Gehirntreibstoff. Das Naschen stößt auch einen ebenso kurzfristigen wie raschen Anstieg des Blutzuckerspiegels an, der automatisch eine vermehrte Insulinausschüttung in der Bauchspeicheldrüse anregt: Das Hormon Insulin braucht der Körper, um die Glukose aus dem Blut in die Zellen aufzunehmen. Viel Insulin auf einmal hat wiederum zur Folge, dass der Blutzuckerspiegel so schnell in den Keller fällt, wie er angestiegen ist. Bei einem zu niedrigen Blutzuckerspiegel wird aber nun wieder vermehrt Cortisol gebildet, weil im Gehirn kaum noch Glukose ankommt – also befiehlt es, dringend neue Reserven zu mobilisieren. Hinzu kommt: Wenn wir daran gewöhnt sind, viel Zucker und unterkomplexe Kohlenhydrate zu uns zu nehmen, deren Hauptmerkmal es ist, rasch ins Blut zu gehen, liegt der durchschnittliche Wert unseres Blutzuckerspiegels höher als bei Menschen, die nur wenig Süßes essen. Da bei jeder Abweichung vom Blutzucker-Durchschnittswert nach unten Cortisol ausgeschüttet wird, tragen Fast Food und Süßigkeiten zu einem dauerhaft erhöhten Cortisolspiegel bei – genauso wie Stress. Als wäre das nicht schon ärgerlich genug, hemmt Cortisol außerdem noch die Synthese des Zufriedenheitshormons Serotonin. Frustfuttern ist programmiert.

Das ist aber noch immer nicht alles.

Während die neu zugeführte süße Energie zumindest teilweise direkt vom Gehirn verbraucht wird, ist da immer noch die im Rahmen der *Fight-or-flight*-Reaktion mobilisierte und nicht verbrauchte Energie. Sie wird notgedrungen wieder eingelagert. Dabei wird aber nicht alles wieder ordentlich dorthin zurückgelegt, wo es herkam. Selbst die aus der Leber gelöste Glukose wird nun in Fett umgewandelt, bevorzugt in der Körpermitte. Es ist besonders das sogenannte viszerale Fett, das sich bei viel Stress vermehrt: So werden die Fettdepots genannt, die nicht unter der Haut, sondern im Bauchraum zwischen den inneren Organen liegen.

Das heißt aber nicht, dass man sie nicht sieht: Je mehr hier eingelagert wird, umso größer wird der Bauchumfang. So können auch ursprünglich schlanke Menschen, die beruflich oder privat starken Belastungen ausgesetzt sind, plötzlich einen richtigen Stressbauch entwickeln. Dieses Fett ist kein gewöhnlicher Speck wie der auf Hüften oder Oberschenkeln. Dieses versteckte Bauchfett produziert selbst hormonell wirksame Substanzen, die Forscher mit einer ganzen Reihe von Krankheiten in Verbindung bringen. Etwa Diabetes, Arteriosklerose, Herz-Kreislauf-Leiden, Bluthochdruck und sogar Krebs. Neuerdings nimmt man sogar an, dass vermehrtes verstecktes Bauchfett auch einer der Risikofaktoren für Demenz ist. Außerdem produziert das viszerale Fett Stoffe, sogenannte Zytokine, die Entzündungen im Körper fördern. Auf Entzündungen, das hatten wir ja schon gesehen, reagiert der Körper wiederum mit erhöhter Cortisol-Ausschüttung...

Auswege aus dem Teufelskreis:
Bewegung oder Hypnose

Ein endloser Teufelskreis, aus dem es kein Entrinnen gibt? Nicht unbedingt. Eine Möglichkeit wäre es zum Beispiel, sich sofort zu bewegen, sobald sich die ersten Anzeichen von Stress zeigen. Manche Menschen dreschen bei akutem Stress auf einen Punching Ball oder ein Kissen ein. Das kann eine gute Lösung sein – allerdings sollten Sie bei allen Aktivitäten, die Aggression imitieren, spätestens nach zwei Minuten Schluss machen. Andernfalls glaubt Ihr Unterbewusstsein, dass Sie wirklich Grund zum Kampf haben, und der ganze Kreislauf geht von vorne los ... Besser geeignet sind darum »Flucht«-Aktivitäten: Sie könnten um den Block laufen, ein paarmal die Treppe hoch und runter sprinten oder ganz einfach vorm Schreibtisch ein paar Hampelmann-Sprünge machen. Oder Sie machen den ABC-Flow von Seite 87. Wenn das für Sie praktikabel ist, kann ich das sehr empfehlen. Dadurch entschärfen Sie die negativen Aspekte einer physiologischen Stressreaktion sofort.

Leider ist das für die meisten von uns nicht immer eine Option. Ein Busfahrer kann nicht mal eben rechts an den Straßenrand fahren und ein Anti-Stress-Work-out einlegen und ein Arzt nicht einfach mitten in der OP das chirurgische Besteck beiseitelegen, weil er seine Stresshormone und den Energiehaushalt wieder in Balance bringen möchte. Ich selbst kann bei einem Anfall von Lampenfieber nicht anfangen, über die

Bühne zu joggen. Die Wahrscheinlichkeit ist groß, dass auch Sie in stressigen Momenten nicht einfach alles stehen und liegen lassen können, um dem etwas unpraktischen genetischen Erbe unserer Vorfahren Rechnung zu tragen.

Und wieder habe ich eine gute Nachricht: Auch wenn die *Fight-or-flight*-Reaktion eine angeborene Antwort unseres Körpers auf Stress und damit völlig normal ist, bedeutet das nicht, dass wir ihm nicht auch etwas anderes beibringen können. Eine zeitgemäße Reaktion, die Stress schon bei den ersten Anzeichen entschärft. Oder, noch besser, eine Methode, die unserem Körper eine solche Grundentspannung verleiht, dass Stress erst gar nicht aufkommen kann. Dann gibt es auch keinen Drang, aus Nervosität Kohlenhydrate in sich hineinzustopfen. Das ist *Low Carb* im besten Sinne.

Wo die Evolution bisher zu langsam war, da kann Hypnose wunderbar eine Lücke schließen und Ihnen damit zu Ihrem persönlichen Idealgewicht verhelfen. Sämtliche Übungen, Rituale und Techniken in diesem Buch wirken gegen Stress. Suchen Sie sich Ihre Favoriten aus, und machen Sie sie, so oft Sie Lust oder Bedarf haben. So lernt Ihr System – die Einheit aus Körper und Geist – in belastenden Situationen automatisch Anti-Stress-Maßnahmen einzuleiten.

Gehen Sie vor Anker – in der Tiefenentspannung

Ich habe nun eine wunderschöne, entspannende Fantasiereise für Sie, die Stress reduziert und wohlige Entspannung mit dem Erreichen Ihres Ziels verbindet. Sie symbolisiert den Weg, den Sie Schritt für Schritt zurücklegen werden, während Ihre Pfunde ganz langsam, aber sicher schmelzen. Sie können diese Fantasiereise später als Hypnose-Skript nutzen – welche verschiedenen Möglichkeiten es dafür gibt, das werde ich Ihnen in Kapitel zehn noch genau erklären.

Fürs Erste möchte ich Sie bitten, sich auf die hypnotische Kraft des Lesens und Ihrer Imagination zu verlassen. Ziehen Sie sich dazu an einen ungestörten Ort zurück, und machen Sie es sich so richtig bequem. Dann führen Sie zunächst die Elman-Induktion durch. Anschließend lesen Sie die Fantasiereise Satz für Satz und stellen sich alles genau vor. Schließen Sie nach jedem Abschnitt kurz die Augen, spüren Sie in die Bilder vor Ihrem inneren Auge hinein, und genießen Sie die Wirkung.

Unmittelbar nach der gesamten Visualisierung pressen Sie dann bitte in Höhe Ihres Solarplexus die Fingerspitzen Ihrer Zeigefinger zusammen. Die restlichen Finger verschränken Sie wie zum Gebet ineinander. Halten Sie diese Fingerstellung bei geschlossenen Augen bis zu vier Minuten. Diese Mudra – so werden Yogaübungen für die Finger genannt – wird zu einem effektiven Anti-Stress-Anker, weil Ihr Unterbewusstsein sie mit der durch die Fantasiereise erzeugten Entspannung zu verknüpfen lernt. Die Mudra wird außerdem zu einem Werkzeug, das Sie, wann immer Sie es anwenden, mit neuer, beflügelnder Motivation durchflutet. Motivation, Ihr Wunschgewicht von ganzem Herzen erreichen zu wollen und alles Notwendige dafür zu tun.

Je öfter Sie die Fantasiereise in Kombination mit der Mudra machen, umso stärker ist der Effekt. Nach ein paar Wiederholungen brauchen Sie nur noch die Fingerübung zu machen und können damit die gesamte Entspannung, für die Sie zuvor noch die Fantasiereise machen mussten, in wenigen Sekunden aktivieren. Obendrein stimuliert diese Fingerhaltung Reflexzonen, die beruhigend und ausgleichend auf Atmung, innere Organe und die Herzfrequenz wirken. Stress hat so wirklich keine Chance.

Gute Reise!

DER WEG

Stell dir vor, wie du am Rande eines schönen Feldes stehst.
Es ist ein herrlicher Tag.
Genau so, wie du ihn magst.
Das Feld kann dabei jede Art von Feld sein.
Vielleicht ein Feld voller wunderschöner Blumen.
Oder ein Weizenfeld, auf dem sich der Weizen sanft im Wind
wiegt.
Durch dieses Feld führt ein Weg.
Er ist sehr geschützt und ungefährlich.

Du gehst nun diesen Weg entlang.
Genieße den wunderschönen Tag.
Während du den Weg entlanggehst,
kannst du dich tiefer und tiefer entspannen,
und du fühlst dich absolut wohl,
beschwerdefrei und entspannt.

Auf der anderen Seite des Feldes führt der Weg weiter
über eine Wiese.
Bleibe auf dem Weg.
Genieße den herrlichen Tag
und gehe immer weiter geradeaus.
So gelangst du an einen Steg.

Nach wenigen Schritten auf dem Steg
kommst du zu einer Bank.
Dort möchtest du dich möglicherweise etwas ausruhen
und noch tiefer entspannen.
Unter dem Steg fließt ein Bach.
Das Wasser ist kristallklar.
Der Bach ist ziemlich flach.
Du kannst vielleicht sogar hören,
wie das Wasser über die Steine rinnt.

Das ist sehr entspannend und behaglich.
Genieße einen Moment lang
das wohlige Gefühl der Entspannung
und gehe dann am anderen Ende des Steges
auf demselben Weg weiter.

Weiter vorn erkennst du ein bezauberndes altes Gebäude,
ähnlich einem alten Schloss.
Am Wegesrand weist eine Tafel auf seine historische Bedeutung
hin.
Besucher sind jederzeit willkommen.
Bleib auf dem Weg.
Während du dich dem Gebäude näherst,
entdeckst du einen Gärtner,
der zusammen mit seiner Frau
an den Außenanlagen des Schlosses arbeitet.

Von diesem Garten bist du wirklich beeindruckt,
die Außenanlagen sind zauberhaft.
Sie sind von einer Hecke umgeben
und sehen so aus, wie du dir einen perfekten Garten
erträumst.
All die verschiedenen Blumen und Pflanzen
sind einfach nur wunderschön.

Dir wird klar, dass du hier zwei Personen gegenüberstehst,
die ihrer Tätigkeit mit sehr viel Liebe nachgehen
und die kontinuierlich daran gearbeitet haben,
ein für sie wichtiges Ziel zu verwirklichen.
Du willst mit den beiden sprechen
und ihnen deine Anerkennung
für diese großartige Leistung ausdrücken.
Tu das jetzt.
Geh zu den beiden hin.

Sag ihnen, wie stolz du auf sie bist.
Wie wunderbar sie sind.
Welch großartige Leistung sie erbracht haben.

Die beiden zeigen dir,
dass die Tür an der Vorderseite des alten Schlosses
offen steht, damit Besucher eintreten und
sich an der Pracht dieses ebenso zauberhaften
wie stabilen Gebäudes erfreuen können.

Du gehst durch diese Tür.
Nachdem du eingetreten bist,
stehst du in einem Licht.
Es ist kein direktes Sonnenlicht,
sondern einfach ein wunderschönes Licht.
Angenehm warm.
Erleuchtend.
So, wie man sich das göttliche Licht vorstellen könnte.
Du stehst mitten in diesem wunderschönen Licht,
und langsam erfüllt ein sehr spezielles Gefühl deinen Körper.
Dieses Gefühl wird sachte stärker und stärker.
Klarer und klarer.
Verbreitet sich in jeder einzelnen Zelle deines Körpers,
voller Wissen und Weisheit.

Es ist das warme Glühen,
das die Zeiten im Leben kennzeichnet,
in denen alles wunderbar läuft
und du dich so richtig wohlfühlst.
Wohl und vollkommen entspannt.
Lass dieses spezielle Gefühl nun in deinem Körper zu.
Ein Gefühl tiefen Wohlbefindens
und tiefer Entspannung.
Erkenne, wie dein Unterbewusstsein es zulässt,

dass du weiterhin extrem stark motiviert bist,
deine Essgewohnheiten und dein Essverhalten zu verändern
und neue Gewohnheiten und Verhaltensweisen zu entwickeln,
die deinem Ziel entsprechen.

Jeden Tag wird das Gefühl stärker,
dass du dein Leben unter Kontrolle hast.
Die Gefühle von Wohlbefinden und Zuversicht.
Diese Empfindungen verstärken sich jetzt in dir.
Und du weißt,
dass das, was du tust,
eine gute, gesunde und sinnvolle Sache ist.

Da du die vollkommene Kontrolle hast,
fühlst du dich entspannt, ruhig,
weniger gestresst und weniger nervös.
Und du verspürst kein Bedürfnis mehr
nach übermäßigem Essen oder nach ungeeigneten
Nahrungsmitteln.

Du bist verantwortlich, und du hast die Kontrolle.
Wenn du dich zu einer Mahlzeit hinsetzt,
wird dir auffallen, dass dein Unterbewusstsein dir viel früher
als sonst
ein angenehmes Völlegefühl verschafft.
Dadurch kannst du angemessen und deinem Ziel entsprechend
essen.

Nimm jetzt diese ganze Stärke, Motivation und
Kontrolle mit.
Nimm all das mit, und trete aus dem Licht.
Geh aus dem alten Schloss hinaus.
Verabschiede dich von dem alten Gärtnerpaar.
Geh den Weg zurück.

Zurück zum Steg.
Am Steg angekommen,
machst du eine kleine Pause.

Schau nach unten ins Wasser.
Schau dir dein Spiegelbild an.
Es zeigt dich jetzt mit deinem Wunschgewicht.
Sieh und spüre dich genau so,
wie du gern aussehen und dich fühlen willst.

Achte darauf, welche Kleidung du trägst
und wie gut du dich fühlst.
Du siehst und spürst dich klar und deutlich.
Jedes Mal, wenn du von diesem Moment an
auch nur an übermäßiges Essen
oder an ungesunde Speisen denkst,
erscheint dir dieses Bild vor Augen
und gibt dir diese zusätzliche Kraft, Kontrolle
und Motivation,
die du benötigst,
um deine Essgewohnheiten und dein Essverhalten
weiterhin an deinem Ziel auszurichten.

Nimm jetzt dieses Bild
und dieses wunderschöne Gefühl aus dem Licht im alten
Schloss
und überquere den Steg.
Laufe mit diesem guten und wohligen Gefühl
zurück über die Wiese.
Spüre wirkliche Freude auf jedes einzelne Pfund,
das du verlieren wirst.
Spüre Freude darüber, wie du deinem Ziel immer näher
kommst.

Wenn du jetzt den Rand des Feldes erreichst und diese
Fantasiereise beendest,
wirst du dich gut fühlen.
Ganz und gar erfrisch und wach.
Willkommen im Jetzt.

Vielleicht haben Sie nicht sofort einen ruhigen Moment, um diese Fantasiereise auszuprobieren. Dann habe ich als alternative Sofortmaßnahme gegen Stress eine extrem effektive Atemübung für Sie. Sie ist einfach zu lernen und kann sogar unauffällig in einem Meeting oder in der U-Bahn ausgeführt werden. Sie greift auch dann noch, wenn der Stress bereits Ihr System geflutet hat, und hilft unmittelbar gegen Panikattacken, Angst und Hyperventilation. Sie ist darum auch eine hervorragende Erste Hilfe, wenn man nachts aufwacht und ins Grübeln gerät, weil sie Gedanken stoppt und das vegetative Nervensystem dämpft:

DIE SIEBEN-ELF-ATMUNG

Konzentrieren Sie sich auf Ihre Atmung. Wenn es in der gegebenen Situation möglich ist, schließen Sie die Augen, das ist aber nicht zwingend notwendig. Atmen Sie nun ein, und zählen Sie dabei langsam in Gedanken bis sieben. Halten Sie kurz den Atem an. Dann atmen Sie genauso langsam wieder aus und zählen dabei bis elf. Wieder kurz den Atem anhalten, dann das Ganze wiederholen – nach ein paar Durchgängen sollten Sie sich wesentlich ruhiger fühlen. Weil diese Übung einen stark beruhigenden Effekt hat, kann sie zu kurzer Benommenheit führen. Die geht zwar sehr schnell vorüber, trotzdem sollten Sie die Übung nicht hinterm Steuer eines Autos oder eines anderen Gefährts machen.

Kapitel 8

Die Sache mit dem Ziel und dem Weg: Wie ein imaginärer Punkt in der Zukunft Hindernisse einfach beiseiteräumt, was das Abnehmen mit einer schönen Wanderung gemeinsam hat und warum Ihre Unterschrift mehr als nur Ihr Name ist

Sie kennen das: Es ist Samstagnachmittag, und Sie kämpfen sich durch eine dicht gedrängte Fußgängerzone. Tausende scheinen Ihnen entgegenzukommen. Sie müssen einen wahren Slalom vollführen, um allen auszuweichen, hüpfen mal hierhin, mal dorthin, entgehen aber trotzdem nur knapp Kollisionen mit Kinderwagen und gehetzten Menschen mit vollgepackten Einkaufstüten ... Stress pur!

Wenn Sie sich das nächste Mal wieder in einer solchen Situation befinden, probieren Sie einmal Folgendes: Stellen Sie sich vor, dass am höchsten Punkt Ihres Kopfes eine Schnur angebracht ist. An dieser Schnur werden Sie von einer unsichtbaren Kraft leicht nach oben gezogen. Genau so, dass sich Ihr Körper zu voller Größe aufrichtet, selbstbewusst und majestätisch. Atmen Sie jetzt tief durch, Sie werden feststellen, dass Sie in dieser Haltung viel besser Luft holen können. Heften Sie dann Ihren Blick auf einen imaginären Zielpunkt am anderen Ende der Fußgängerzone, ein kleines Stück oberhalb des wimmelnden Menschenmeeres. Lassen Sie diesen gedachten Punkt nicht aus den Augen. Und dann gehen Sie los, mit festen, ruhigen Schritten, die Augen stur auf den Punkt – Ihr Ziel – gerichtet. Schauen Sie *nicht* die Entgegenkommenden an. Gehen Sie einfach geradeaus. Nun passiert etwas Magisches: Die Menschenmassen teilen sich wie das sprichwörtliche Rote Meer vor Moses. Sie werden nicht angerempelt. Sie müssen nicht ausweichen. Sie gehen einfach ruhig und gelassen geradeaus auf Ihr Ziel zu. Ein Ziel, das eigentlich nur ein gedachter Punkt ist – so lange, bis Sie es erreichen. Sie glauben nicht, dass das funktioniert? Dann probieren Sie es aus, und staunen Sie.

Aus diesem kleinen Experiment lassen sich viele Erkenntnisse ziehen. Zum Beispiel werden Sie einmal mehr feststellen, dass nicht nur Ihr Körper Ihrem Geist gehorcht, sondern dass dies auch umgekehrt gilt: Eine selbstbewusste Körperhaltung macht auch souverän im Kopf. Außerdem werden Sie merken, dass Ihre Gedanken zur Ruhe kommen, sobald Sie den Punkt in der Ferne fixieren. So, wie die Menschenmenge plötzlich tatsächlich um Sie herumfließt, prallen auch der Lärm und die Unruhe der Stadt an Ihnen ab. Der Stress-Level fährt herunter. Das Schauen auf einen fixen Punkt ist eine Technik, die auch buddhistische Mönche anwenden, um sich bei einer Meditation zu fokussieren und unerwünschte Gedanken vorbeiziehen zu lassen wie Wolken an einem blauen Sommerhimmel. Nichts anderes tun Sie hier, mitten in der Stadt: Sie meditieren.

Erinnern Sie sich an die Gehmeditation aus Kapitel vier? Dort haben Sie Ihre Aufmerksamkeit nach innen, auf Ihre Empfindungen, gerichtet. In diesem Fall richten Sie sie nach außen, auf einen einzigen Punkt. Einen Punkt, der in Ihrer Zukunft liegt: Sie haben ihn ja noch nicht erreicht, Sie beschreiten gerade erst den Weg dorthin. Dieser zukünftige Punkt, der eigentlich nichts ist als ein Gespinst Ihrer Fantasie, entfaltet eine enorme magnetische Kraft. Er zieht Sie an und räumt Ihnen zugleich alles aus dem Weg. Und das ist es, was ich Ihnen mit diesem Experiment vor allem demonstrieren möchte: Wenn wir ein Ziel klar für uns definiert haben, weichen die Hindernisse von ganz alleine. Der Weg wird geebnet und ist ganz leicht zurückzulegen. Auch ein Weg, von dem wir zuvor annahmen, dass er ein beschwerlicher sein könnte. Wie der Weg durch die Fußgängerzone an einem Samstagnachmittag. Oder eben der Weg zum Wunschgewicht.

Ihr Unterbewusstsein liebt alles, auf das es zusteuern kann. Darum ist es jetzt an der Zeit, Ihr Abnehmziel noch genauer zu umreißen und dann einen individuellen Plan zu entwickeln, wie Sie es am besten erreichen. Sie bestimmen dabei selbst, wie Sie vorgehen möchten. Nehmen Sie das wörtlich: vorgehen, nach vorn gehen, auf Ihr Ziel zu. Jeden Tag ein Stückchen mehr. Abnehmen funktioniert nun mal nicht von heute auf morgen, es gibt keine Abkürzung. Wer trotzdem versucht, eine zu nehmen, etwa mit einer Radikalkur, merkt schnell, dass das nicht funktioniert. Das hatten wir schon: Der Jo-Jo-Effekt schlägt zu, und hinterher ist man dicker als zuvor. Auch wer sich Fett absaugen lässt, wird oft böse überrascht, selbst wenn der Chirurg tolle Arbeit geleistet hat und die Figur zunächst perfekt aussieht. Denn wer nicht gleichzeitig sein Essverhalten ändert und auch nur ein bisschen zunimmt, stellt entsetzt fest, dass sich plötzlich Fettwülste an Stellen bilden, wo sie gar nicht hingehören. Auf dem Fußrücken etwa, an den Händen oder im Nacken. Das liegt daran, dass die Fettzellen an den abgesaugten Stellen mit entfernt wurden. Dort kann sich kein Speck mehr bilden, also findet der Körper andere Möglichkeiten.

Das Geheimnis jedes Erfolgs:
Schritt für Schritt zum Etappenziel

Wir kommen nicht drumherum: Wenn wir dauerhafte Veränderung wollen, müssen wir einen Weg zurücklegen, der aus vielen kleinen Schritten besteht. Jeder Schritt für sich ist dabei lohnend. Denken Sie an die Fantasiereise aus dem vorigen Kapitel. Oder an eine Wanderung im Gebirge. Die machen wir ja auch nicht nur, um an der Hütte oder dem Gipfelkreuz anzukommen – dann könnten wir ja auch gleich den Bus nehmen. Stattdessen genießen wir die Ausblicke und die Landschaft. Als Wanderer genießen wir aber auch die Anstrengung. Denn sie macht uns stolz: Wir trauen uns etwas zu, wir schaffen etwas aus eigener Kraft. Mit dem Bus zu fahren ist keine Kunst, aber sich den zünftigen Hüttenschmaus am Abend und den tiefen Schlaf in frischer Luft wirklich zu verdienen, das macht glücklich. Genauso macht es glücklich, endlich sein Leben in die Hand zu nehmen und sich – statt sich still über den Ist-Zustand zu grämen – auf den Weg zum Wunschgewicht zu machen.

Allerdings wäre es falsch, wenn Sie sich dabei überfordern. Gerade wenn man viel Übergewicht hat, scheint das Ziel – zumindest am Anfang – in endlos weiter Ferne zu liegen. Das kann schlimmstenfalls dazu führen, dass man erst gar nicht anfängt oder vorzeitig das Handtuch wirft. Wer bisher nur Erfahrungen mit frustrierenden Diäten gemacht hat, hat ja noch nie erlebt, wie beglückend es sein kann, seine Pfunde diätfrei und intuitiv zum Schmelzen zu bringen. Darum brauchen Sie ein simples, aber wirksames Mittel gegen potenzielle Durchhänger. Dieses Mittel sind Etappenziele. Bei einer Wanderung käme ja auch niemand auf die Idee, in einem durchzumarschieren. Statt eines einzigen Höhepunkts – des Erreichens des Ziels – gibt es viele kleine Highlights. Jedes Etappenziel hält dabei eine Belohnung für das bislang Geleistete bereit. Ein Fußbad in einem eiskalten Gebirgsbach, eine Brotzeit oder den Blick auf ein spektakuläres Bergpanorama zum Beispiel.

So ähnlich ist das auch beim Abnehmen: Jede Etappe ist ein kleiner Sieg. Eine Verschnaufpause, in der Sie sich selber auf die Schulter klopfen dürfen und sich für das Geleistete belohnen. Belohnungen sind außerordentlich wichtig! Dinge, die Sie sich ganz bewusst gönnen, verankern Ihre neuen Verhaltensweisen noch tiefer in Ihrem Unterbewusstsein. Sie sind die sicht- und fühlbaren Resultate Ihrer Entschlossenheit, Ihre Realität so zu gestalten, dass Sie sich darin wohlfühlen.

Ihr individueller Sieben-Punkte-Plan

Ich möchte Sie nun also bitten, noch einmal Ihr erstes Notizbuch zur Hand zu nehmen. Stellen Sie sich erneut Ihr schlankes Ich vor, das sich noch im Kokon Ihrer jetzigen Körperform verbirgt. Spüren Sie von ganzem Herzen, dass Sie dieses schlanke Ich da rausholen werden. Nun geht es darum, zu definieren, was dieses schlanke Ich ausmacht. Darum, Ihr Ziel fassbar zu machen und einen für Sie ganz persönlich gut zu bewältigenden Weg dorthin zu skizzieren.

1. Der Ausgangspunkt: *Wie sieht Ihr Status quo aus?*
Schreiben Sie auf: Wie viel wiegen Sie aktuell? Was ist Ihre Kleidergröße? Wie viel beträgt Ihr Hüftumfang in Zentimetern, wie viel der Ihrer Taille und Ihres Oberkörpers? Vielleicht kennen Sie ja noch weitere Daten wie Ihren Body-Mass-Index, oder Sie besitzen eine Waage, die Ihren Körperfettanteil misst. Schreiben Sie auch diese Informationen auf.

Wichtig ist, dass Sie Ihren Status quo zunächst vollkommen akzeptieren. Der Status quo, das sind Sie im Hier und Jetzt. Sie müssen diesen Ist-Zustand nicht gut finden, aber annehmen.

Er ist Ihr Ausgangspunkt, genau hier beginnt die Veränderung zu Ihrem schlanken Ich. Man könnte auch sagen, hier ist die Haltestelle, an der Sie den Zug der Veränderung besteigen, der Sie an Ihr Ziel bringt. Sie haben nur an diesem einen Haltepunkt Zugang zum Zug, auch wenn Sie ihn vielleicht lieber ein paar Stationen später betreten würden.

Eine kleine Warnung: Bitte checken Sie nun nicht jeden Tag Gewicht und Maße, das setzt Sie nur unter unnötigen Druck. Ihr Gewicht verändert sich im Laufe eines Tages, wird unter anderem von der Füllung von Magen, Blase oder Darm beeinflusst. Einmal pro Woche die Werte zu kontrollieren reicht darum vollkommen – das bewahrt vor Frust.

2. Die schöne Aussicht: *Was ist mein Fernziel?*
Was möchten Sie erreichen? Die meisten Abnehmwilligen haben eine sehr genaue Vorstellung davon, wie viel sie gerne wiegen möchten – oder auch, wie viele Kilo es weniger als gegenwärtig sein sollen.

Nun ist so eine Zahl für unser Unterbewusstsein leider sehr abstrakt – es sei denn, sie wird mit einem Bild kombiniert. Sagen wir, Sie haben zuletzt mit 25 Jahren 60 Kilo gewogen, und da möchten Sie wieder hin. Das ist wunderbar, denn dann haben Sie zur Zahl der 60 Kilo sich selbst vor Augen, so, wie Sie damals aussahen. Möglicherweise gelingt es Ihnen sogar, sich das Lebensgefühl von damals in Erinnerung zu rufen. Wenn Sie ein altes Foto von sich finden, können Sie es digital als Bildschirmhintergrund verwenden oder als Abzug an die Pinnwand heften. Vielleicht kommen Sie ja auch auf Ihre persönliche Wunschkilozahl, weil Ihre beste Freundin, die ungefähr so groß ist wie Sie, so viel wiegt. In diesem Fall kann sich Ihr Unterbewusstsein am Bild Ihrer Freundin orientieren.

Ihr Ziel muss sich aber nicht unbedingt in Kilos ausdrücken. Vielleicht geht es Ihnen erst in zweiter Linie um Ihr Aussehen und eigentlich mehr um eine mit weniger Körpervolumen verbundene Möglichkeit? Sie könnten sich vornehmen, so viel abzunehmen, dass Ihnen die alte Lieblingsjeans wieder passt, mit der Sie so viele schöne Erinnerungen verbinden. Oder Sie möchten sich zum ersten Mal ein Kleidungsstück kaufen können, das nicht bei den Übergrößen hängt. Vielleicht träumen Sie davon, mit einer bestimmten Sportart beginnen zu können, für die Sie sich momentan noch nicht fit genug fühlen, etwa Rudern oder Standardtanz. Drückt Ihr aktuelles Gewicht schmerzhaft auf Ihre Gelenke, wünschen Sie sich vielleicht einfach, dass Sie wieder so behände laufen können wie früher einmal? All diese Ziele lassen sich mit einer plastischen Vorstellung illustrieren, mit der Ihr Unterbewusstsein viel anfangen kann.

Haben Sie hingegen nichts als eine Kilozahl vor Augen, weil Sie Ihr Idealgewicht per Formel ausgerechnet haben, sollten Sie sich unbedingt noch zusätzlich so ein Bild überlegen, um Ihrem Unterbewusstsein seinen Assistentenjob zu erleichtern. Was soll eintreffen, wenn Sie am Ziel Ihrer Wünsche angekommen sind?

DER DUFT DER SCHLANKHEIT

Können Sie sich noch erinnern, welches Parfum Sie in schlanken Tagen benutzt haben? Falls der Duft noch hergestellt wird, verlieren Sie keine Zeit, und besorgen Sie ihn sich. Düfte sind mentale Anker. Sie katapultieren uns wie in einer mentalen Zeitmaschine zurück in längst vergangene Tage. Dabei triggern Sie das damalige Lebensgefühl und können damit auch verschüttet geglaubte schlanke Gewohnheiten wieder zurückholen. Das Gleiche gilt für Musik: Legen Sie Ihre Lieblingsmusik oder eine Hit-Compilation aus Ihrer schlanken Zeit auf, und tanzen Sie, bis die Füße qualmen – oder lehnen Sie sich einfach zurück, schließen Sie die Augen, und spüren Sie bewusst, wie sich Ihre Emotionen verändern.

3. Die Etappen festlegen: *Wie lässt sich der Weg zum Ziel auf-teilen?*

Teilen Sie nun den Weg zu dem Ziel, das Sie unter Punkt eins definiert haben, in mindestens fünf Etappenziele auf, die Sie nacheinander erreichen möchten. Das können jeweils so und so viele verlorene Kilos sein, das nächstengere Loch im Gürtel, die nächstkleinere Kleidergröße und so weiter. Die Etappen-ziele sollten so klar definiert sein, dass Sie sie abhaken können, sobald Sie sie erreicht haben.

4. Sich selbst anfeuern: *Warum werden Sie jedes dieser Ziele erreichen?*

Schreiben Sie zu allen fünf (oder mehr) Etappenzielen bitte auf, warum Sie es auf jeden Fall schaffen werden, das jeweilige Ziel zu erreichen. Was sind die Vorteile, die sich einstellen, sobald der Gewichtsverlust fühl- und sichtbar wird? Welche Vorstellungen feuern Sie bei Ihrem Vorhaben an? Warum wer-den Sie sich großartig fühlen?

Ein paar Ideen: Weil Sie sich endlich beweisen, dass Sie tat-sächlich abnehmen können. Weil Sie die schönen Kleider, die Sie vor ein paar Jahren gekauft haben, endlich wieder anziehen können. Weil Sie im nächsten Urlaub die Blicke auf sich ziehen werden. Weil Sie wissen möchten, wie es sich anfühlt, wenn Ihnen der erste Bauarbeiter hinterherpfeift. Weil Sie endgültig die Nase voll davon haben, dass Ihre Sitznachbarn in öffent-lichen Verkehrsmitteln Sie kritisch mustern, aus Angst, dass Sie ihnen zu viel Platz wegnehmen. Oder ganz simpel: Weil Sie von ganzem Herzen abnehmen wollen. Sie dürfen hier auch fünf Mal die gleiche Antwort geben, wichtig ist nur, dass Sie spüren: Sie haben alle Möglichkeiten, Ihr Ziel zu erreichen, und die werden Sie jetzt nutzen!

5. Sich selbst in die Pflicht nehmen: *Was werden Sie tun, um jedes dieser Etappenziele zu erreichen?*
Halten Sie hier alles fest, was Sie sich vorgenommen haben. Sie können zum Beispiel aufschreiben, dass Sie in Zukunft bei jedem Impuls, etwas zu essen, erst einmal ein Glas Wasser trinken (Übung von Seite 104) oder den ABC-Flow von Seite 87 machen werden. Dass Sie ab sofort mit dem Rad zur Arbeit fahren und immer die Treppe statt Aufzug oder Rolltreppe nehmen. Dass Sie täglich mindestens zwei Rituale oder Übungen aus diesem Buch machen. Dass Sie mindestens einmal pro Woche mit der zentralen Abnehmhypnose dieses Buches, die ich Ihnen in Kapitel zehn vorstellen werde, arbeiten. Dass Sie Ihre frühere Gewohnheit, morgens zehn Minuten Yoga zu machen, wiederaufnehmen. Dass Sie sich endlich zum Zumba-Kurs anmelden. Dass Sie selber kochen, statt zur Fast-Food-Kette zu gehen.

Und so weiter.

Denken Sie daran, dass viele kleine Aktionen in der Summe einen Rieseneffekt haben. Auch hier ist es möglich, fünf Mal die gleichen Antworten zu geben. Schreiben Sie alles trotzdem fünf Mal handschriftlich auf – umso stärkere neuronale Spuren hinterlassen die Ideen in Ihrem Unterbewusstsein und umso eher wird es sich verpflichtet fühlen, Ihnen bei der Umsetzung Ihrer Pläne zu helfen.

6. Einen Zeitplan aufstellen: *Wann werden Sie jedes Ihrer Etappenziele erreicht haben?*
Hier geht es nicht darum, sich unter Druck zu setzen, im Gegenteil. Denn wenn Sie kein Datum festlegen, kann es sein, dass sich Ihr Vorhaben endlos anfühlt und Sie den Eindruck bekommen, es könnte möglicherweise bis zum Sankt Nimmerleins-Tag dauern, bis Sie Ihr Wunschgewicht erreicht haben. Das kann sich fatal auf Ihre Motivation auswirken.

Am einfachsten ist es, sich beim Zeitplan an Durchschnittswerten zu orientieren: Möchten Sie mühelos und entspannt abnehmen – und darum geht es –, ist etwa ein Pfund Gewichtsverlust pro Woche realistisch und gesund. Es kann mal etwas mehr sein, mal weniger. Bitte behalten Sie auch im Hinterkopf: Stark übergewichtige Personen verlieren gerade am Anfang oft sehr schnell an Gewicht, weil auch sehr viel Flüssigkeit freigesetzt wird, dieses Tempo wird aber nicht beibehalten, sobald der Körper an die Fettreserven geht. Wer nur ein paar Kilos zu viel hat, dessen Gewichtsverlust schreitet normalerweise von Beginn an etwas langsamer voran.

Wenn Sie ein paar Tage oder auch Wochen länger zum nächsten Etappenziel brauchen, reißt Ihnen niemand den Kopf ab, und Sie sind auch keineswegs gescheitert! Sie können den Zeitplan jederzeit neu justieren, wenn Sie feststellen, dass Sie schneller oder langsamer Gewicht verlieren als gedacht. Das gesetzte Datum ist eine ungefähre Richtmarke, an der sich Ihr Unterbewusstsein orientieren kann, keine gnadenlose »Deadline«. Denken Sie wieder an die Wanderung: Wenn man zuvor noch nie gewandert ist, muss man erst einmal sein eigenes Tempo finden. Es ist wichtig, dass Ihre Abnehmgeschwindigkeit für Sie persönlich passend ist. Sie müssen erst einmal herausfinden, wie Ihr Organismus auf Ihre neuen Gewohnheiten reagiert, denn das ist individuell verschieden, jeder Körper ist anders.

7. Die sprichwörtliche Mohrrübe vor die Nase hängen: *Womit werde ich mich belohnen?*
Was werden Sie sich Gutes tun, wenn Sie das erste Etappenziel erreicht haben? Das kann alles Mögliche sein. Ein neues, schönes Kleidungsstück. Ein Ausflug an den Strand, ins Spa oder ins Spaßbad. Ein Schmuckstück oder auch eine Wochenendreise. Eine Fußreflexzonenmassage. Eine Maniküre oder Pediküre. Ein Kochkurs (kein Diät-Kochkurs!), bei dem Sie sich mit gesunder Küche beschäftigen, denn je wichtiger Sie gutes

Essen nehmen, umso mehr wird Fast Food seinen Reiz verlieren. Ein Abend im Lieblingsrestaurant oder ein Eisbecher im Eiscafé ist ebenfalls möglich – Sie machen keine Diät, und Genuss ist wichtig! Sie sollten wirklich das Gefühl haben, sich etwas zu gönnen. Wenn Sie an einem Tag einmal nichts abnehmen, ist das überhaupt kein Problem! Ihre vielen kleinen neuen Gewohnheiten werden dafür sorgen, dass Sie problemlos weiter in Richtung Wunschgewicht segeln. Wenn Ihre Belohnung mit Essen verbunden ist, zelebrieren Sie Ihre Mahlzeit unbedingt. Essen Sie langsam. Kauen Sie jeden Bissen genüsslich, und lassen Sie ihn auf der Zunge zergehen. Kosten Sie alle Aromen der Gewürze, beobachten Sie die Konsistenz der Gerichte. So üben Sie gleichzeitig eine Art zu essen, bei der das natürliche Sättigungsgefühl nicht verpasst wird und die hochzufrieden und damit langfristig schlank macht. Das gilt auch dann, wenn Sie Pizza oder Torte genießen – alles ist erlaubt, denn wer intuitiv isst und sich nichts verbietet, isst automatisch nur so viel, wie er wirklich braucht.

DER FILM IHRES ERFOLGS

Ich halte oft Seminare, in denen es darum geht, ein selbst gestecktes Ziel zu erreichen. Dort gebe ich den Teilnehmern immer eine kleine Aufgabe, um den vor ihnen liegenden Weg möglichst plastisch zu visualisieren. Diese Übung kann auch Ihnen gute Dienste leisten: Schreiben Sie das Drehbuch zum Film über Ihren Abnehmerfolg. Der Film beginnt mit dem Erreichen des Ziels, mit Glücksgefühlen und Jubel und wird von diesem erhebenden Gefühl getragen. In Ihrem Fall ist das zum Beispiel der Moment, in dem die alte Jeans wieder passt oder der Bikini endlich so wirkt, wie Sie das gerne hätten. Von hier ausgehend zeigt der Film dann in Rückblenden alle Stationen des Weges: die neuen sportlichen Aktivitäten, die geänderten Gewohnheiten, die ersten Komplimente, die aussortierten Übergrößen... Dabei sehen Sie sich von außen, als Akteur. Die letzte Szene des Films handelt schließlich vom Anfang der Reise. Etwa vom Schreckmoment, in dem Sie sich auf aktuellen Fotos gesehen und beschlossen haben: So kann das nicht weitergehen! Oder davon, wie Sie die erste Übung in diesem Buch machen und jubelnd durch die Wohnung hüpfen.

Haben Sie den Film fertig gestaltet, machen Sie die Elman-Induktion, und spulen Sie den gesamten Film bei geschlossenen Augen in Ihrem Kopfkino ab. Auf diese Weise bekommt Ihr Unterbewusstsein inspirierendes Futter. Durch den Wechsel der Perspektive zur Außensicht gewinnt es den Eindruck, dass der Film kein Film ist, sondern nichts als die Wahrheit – und es wird sich beeilen, sie genau so in die Tat umzusetzen.

Alle mal herschauen:
Machen Sie Ihr Ziel öffentlich

Denken Sie einmal nach: Wem können Sie davon erzählen, dass Sie abnehmen möchten? Oder wie wäre es mit einem Rundumschlag, etwa mit einem Posting auf Facebook oder Ihrem eigenen Blog? Dort können Sie ankündigen, dass Sie es sich zum Ziel gesetzt haben, endlich Ihr Wohlfühlgewicht zu erreichen. Ab sofort können Sie dann online jeden Teilerfolg in Bildern und Text festhalten. So freuen Sie sich nicht nur allein im stillen Kämmerlein über jedes erreichte Etappenziel, sondern es wird Ihnen den Applaus und die Bewunderung Ihrer Freunde einbringen, und das wird Sie noch mehr anspornen. Eine wundervolle Extra-Belohnung! Das ist so ähnlich wie bei den Fans eines Fußballteams – die Anhänger tragen oft entscheidend zum Erfolg ihrer Mannschaft bei. Viele Tore wären ohne den Jubel der Fans wohl nie gefallen.

Doch die öffentliche Anerkennung und das Anfeuern durch Ihre Freunde sind noch nicht alle Vorteile, die eine Veröffentlichung Ihres Abnehmziels hat. Immer wenn wir anderen von unseren Plänen erzählen, hat das nämlich zur Folge, dass wir konsequenter handeln. Wir wissen ja, dass die anderen wissen, was wir vorhaben, also fühlen wir uns beobachtet. Soziologisch nennt man das »Erwartungserwartungen«: Wir erwarten, dass die anderen etwas Bestimmtes von uns erwarten. Erwartungserwartungen bringen uns dazu, auch tatsächlich das (vermutlich) erwartete Verhalten an den Tag zu legen. So lange, bis uns unsere neuen, schlanken Verhaltensweisen in Fleisch und Blut übergegangen sind, ist das eine hervorragende Stütze. Unsere Freunde und unsere Familie stellen vielleicht auch Fragen, wie es mit dem Abnehmen läuft. Dadurch entsteht ein positiver Druck, der uns motiviert, den anderen zu zeigen, was alles in uns steckt.

Wenn Sie sich umgekehrt entschließen, Ihr Vorhaben erst einmal heimlich anzugehen, halten Sie sich immer ein Hintertürchen offen, das Projekt »Abnehmen« jederzeit abzubrechen. Weiß ja keiner. Das ist natürlich Ihr gutes Recht, aber Sie sollten sich ehrlich fragen, warum Sie Ihren Weg ganz für sich gehen wollen. Haben Sie Angst vor der eigenen Courage? Vor vermeintlichem Verzicht? Möchten Sie wirklich abnehmen? Prüfen Sie Ihre Motivation. Nur wenn Sie wirklich abnehmen möchten, wird Ihr Vorhaben von Erfolg gekrönt sein.

Vielleicht sind Sie aber auch ein Mensch, der sein Inneres nicht so gern nach außen kehrt. Vielleicht schämen Sie sich auch ein wenig für Ihre Extra-Kilos und haben Angst, dass jemand sich über Sie lustig machen könnte. Dann vergessen Sie meinen Tipp mit Facebook oder dem persönlichen Blog, das ist dann vielleicht doch etwas zu viel Öffentlichkeit. Aber erzählen Sie trotzdem unbedingt den Menschen in Ihrer nächsten Nähe von Ihrem Vorhaben. Ihrer Familie, Ihrem Partner natürlich und Ihren besten Freunden. Das hat unter anderem ganz praktische Gründe. So ermöglichen Sie nämlich den Menschen in Ihrer Nähe, Sie bei Ihrem Abnehmvorhaben zu unterstützen. Das ist besonders in der Anfangsphase Gold wert, bevor sich Ihre neuen Gewohnheiten richtig etabliert haben. Es ist einfacher, sich den Konsum eines Schokoriegels noch mal genau zu überlegen, wenn der nächste Schokoriegel im Supermarkt um die Ecke liegt und nicht direkt vor Ihrer Nase. Vielleicht stecken Sie ja auch die Menschen um sich herum an mit Ihrem Enthusiasmus, und die machen gleich mit beim Abnehmen – das wäre ideal, denn gemeinsam macht alles bekanntlich noch mehr Spaß und fällt noch leichter.

Geben Sie es sich schriftlich: Der Vertrag mit Ihnen selbst

Von enormer Bedeutung ist es hier, dass Sie sich selbst und Ihr Abnehmvorhaben wirklich ernst nehmen und nicht in einem »Mal gucken, ob das klappt ...« stecken bleiben. Dann sind Sie nur halbherzig dabei. Das ist so, als würden Sie mit angezogener Handbremse fahren: Geht nur sehr schwer, verbraucht viel Treibstoff und ist alles andere als ein Vergnügen. Darum empfehle ich Ihnen einen weiteren Trick, der Ihnen hilft, Ihr Vorhaben auch wirklich durchzuziehen: Den Vertrag mit sich selbst. Nehmen Sie ein schönes Blatt Papier zur Hand und einen Stift. Dann kopieren Sie den unten stehenden Text auf den Papierbogen – aus bekannten Gründen natürlich handschriftlich. Seien Sie bitte konzentriert bei der Sache. Schreiben Sie langsam und in Schönschrift – schließlich fertigen Sie hier ein wichtiges Dokument an –, und denken Sie jeden Satz bewusst mit. Wenn Sie fertig sind, lesen Sie den Text noch einmal laut – und dann setzen Sie Ihre Unterschrift darunter. Die Hypnose, von der im Vertrag die Rede ist, werde ich Ihnen in Kürze vorstellen. Sie ist die zentrale Abnehmhypnose dieses Buches.

VERTRAG MIT MIR SELBST

Ich, (Name) _____, habe mir ein Ziel gesetzt:
Ich werde entspannt abnehmen und schlank sein. Ich werfe
alte Denkmuster weg und bin offen für neue Erfahrungen. Ich
schätze mich wert wie den größten Schatz in meinem Leben.
Ich verdiene es, gesund zu sein und geliebt zu werden. Ich
werde nur noch essen, wenn ich Hunger habe. Ich höre auf zu
essen, wenn ich das Gefühl habe, satt zu sein. Ich esse bewusst
und genieße jeden einzelnen Bissen. Ich übernehme für mich
und meinen Körper die volle Verantwortung. Ich werde das
Programm von Jan Becker Schritt für Schritt durchführen und
die Anweisungen befolgen, um mein Ziel zu erreichen. Ich
werde in den ersten drei Wochen die Hypnose »Du kannst
schlank sein, wenn du willst« von Seite 169 alle zwei Tage und
meine Abnehmglaubenssätze täglich entspannt anhören. Ich
habe mich entschieden, entspannt abzunehmen und schlank
zu sein.

_____   _____
(Datum)   (Unterschrift)

144

Auch wenn so ein Vertrag rechtlich gesehen natürlich keine Relevanz hat – bei Vertragsbruch müssten Sie sich ja selbst verklagen –, ist er weit davon entfernt, nur eine witzige Aktion zu sein. Untersuchungen haben gezeigt, dass der Akt des Leistens einer Unterschrift tief greifende Konsequenzen für unser Handeln hat. In seinem Buch *Die Psychologie des Überzeugens* beschreibt der Psychologe Robert Beno Cialdini ein Experiment, das man in einem schnieken Vorort einer US-amerikanischen Großstadt durchgeführt hat. Man hatte Hausbesitzer besucht und sie gefragt, ob sie bereit seien, ihren Vorgarten eine Weile für ein großes Plakat zur Verfügung zu stellen, auf dem für Sicherheit im Straßenverkehr geworben wurde. Dieses Plakat war für die Hausbesitzer ein wenig unbequem, denn es würde einen guten Teil des Hauses für Wochen verdecken. Zu der Aktion war dann auch niemand bereit – es sei denn, dem Betreffenden war zwei Wochen zuvor schon einmal ein Besuch abgestattet worden. Bei diesem ersten Besuch wurden die Hausbesitzer um eine Unterschrift für die Aktion »Unsere Stadt soll sicherer werden« gebeten, und fast alle setzten ihren Namen dabei auf die Liste. All diese Menschen sagten dann auch Ja zum Plakat. Durch die geleistete Unterschrift ging die Menschen das Thema »Sicherheit im Straßenverkehr« plötzlich etwas an. Das Unterbewusstsein lernte: Der Chef ist für Sicherheit, er setzt sich dafür ein. Da war die Zustimmung zur Plakataktion nur eine logische Folge. Auf die gleiche Weise polt Sie dieser Vertrag, den Sie mit sich selbst abschließen, auf ein Handeln, das mit Ihrem in Frage eins formulierten Ziel in Einklang steht – ganz selbstverständlich!

Kapitel 9

Wunder gibt es immer wieder: Wie Sie mit reiner Gedankenkraft sofort Ihren Körper verändern und wie eine Fantasiereise Ihr Unterbewusstsein auf Ihre schlanke Zukunft vorbereitet

Wenn Sie bis hierher gelesen und alle kleinen Experimente, Rituale und Übungen mitgemacht haben, sind Sie auf Ihrem Weg zum schönen, schlanken Ich schon ein gutes Stück vorangekommen. Ginge es hier um eine sportliche Disziplin, könnte man sagen, Sie sind bestens aufgewärmt. Obwohl wir noch nicht zur zentralen Selbsthypnose dieses Buches gekommen sind, ist es gut möglich, dass Sie schon erste Effekte bemerkt haben. Ein lockerer Hosenbund. Größere Gelassenheit. Vorfreude auf Ihr neues Leben ohne Ballast. Mehr Lust auf gesunde Genüsse. Mehr Lust auf Sport. Vielleicht auch mehr Lust auf Sex, weil Sie sich entspannter und begehrenswerter fühlen. Sie haben auch schon in mehreren hypnotischen Übungen erlebt, wie sich unsere Gedanken auf den Körper auswirken und wie sich umgekehrt körperliche Aktion in unserem Geist niederschlägt. Diese direkte Verbindung ist beim Abnehmen von außerordentlicher Wichtigkeit. Bevor wir zu den klassischen Hypnose-Skripts kommen, möchte ich mit Ihnen darum noch einmal ein kleines Wunder vollbringen, das Ihnen eindrucksvoll vor Augen führt, wie das, was wir uns voll konzentriert »nur« in unserer Fantasie vorstellen, tatsächlich ganz unmittelbar unseren Körper nicht nur beeinflussen, sondern auch konkret verändern kann. Bitte überspringen Sie die folgende Übung nicht ungeduldig, weil Sie endlich zum »Hauptteil« kommen möchten! Sie bringen sich damit um eine wichtige und faszinierende Erfahrung. Das folgende Experiment ist eine exzellente Vorbereitung auf jede Hypnose und ist auch statt einer klassischen Induktion einsetzbar: Wenn Sie die Übung unmittelbar vor der Selbsthypnose machen, nutzen Sie, dass Ihr Unterbewusstsein vor lauter Staunen über den fantastischen Effekt weit geöffnet ist – ideale Voraussetzungen für das Gelingen Ihrer Abnehmhypnose!

DER MAGISCHE FINGER

Suchen Sie sich einen Platz, an dem Sie die nächsten fünf Minuten ungestört sind. Außerdem benötigen Sie eine Stoppuhr, die Sie auf 60 Sekunden einstellen. Strecken Sie nun bitte einmal Ihre Hände vor sich aus, die Handflächen nach oben. Nun lenken Sie Ihre Aufmerksamkeit bitte auf die vertikalen Linien unterhalb Ihrer Handfläche an Ihren Handgelenken. Bringen Sie die Handgelenke direkt nebeneinander, und legen Sie die rechte obere Linie exakt auf die linke obere Linie, indem Sie die Handgelenke zueinander rollen und die Hände wie zum Gebet flach zusammenlegen.

Die Linien selbst haben keine tiefere Bedeutung, diese Prozedur dient lediglich dem Zweck, dass Sie die exakt gleiche Handhaltung noch einmal reproduzieren können.

Nun betrachten Sie einmal Ihre gefalteten Hände von der Seite. Lenken Sie den Blick auf die Fingerspitzen der Mittelfinger. Einer der beiden Mittelfinger ist normalerweise kürzer als der gegenüberliegende. Um diesen kürzeren Finger geht es. Sind Ihre Finger gleich lang, suchen Sie sich einfach einen aus.

Lösen Sie nun Ihre Hände voneinander, und legen Sie die Hand mit dem kürzeren Mittelfinger mit der Handfläche nach unten auf den Tisch. Atmen Sie einige Male bewusst tief und

147

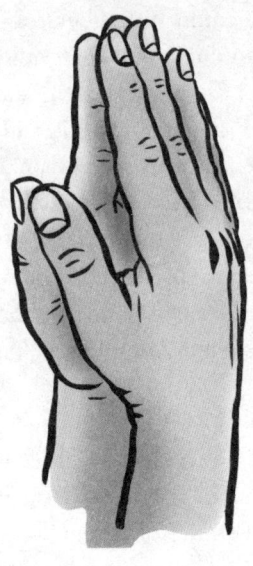

ruhig ein. Starten Sie mit der anderen Hand den Timer, und richten Sie dann Ihre volle Aufmerksamkeit auf den Finger. Sie können dabei die Augen schließen, wenn Ihnen das die Konzentration erleichtert, das ist aber nicht zwingend notwendig. Wichtig ist allein die Konzentration. Fühlen Sie, wie der Finger die Tischplatte berührt. Fühlen Sie die Temperatur der Luft drumherum. Wie fühlt sich der Finger an? Warm? Kalt? Beginnt er zu kribbeln? Denken Sie an nichts anderes als Ihre Fingerspitze. Und nun stellen Sie sich vor, wie der Finger länger wird. Langsam, aber stetig wächst der Finger. Wird länger, länger und länger.

Sobald das Signal des Timers erklingt, lösen Sie die Hand von der Tischplatte, und falten Sie die Hände entlang der Handgelenkslinien, wie Sie es zuvor auch getan haben.

Sehen Sie es?

Etwas Faszinierendes ist passiert: Der kürzere Finger ist wirklich gewachsen. Jetzt ist er mindestens so lang wie der andere Finger, wahrscheinlich aber deutlich länger. Sie können es mit eigenen Augen sehen: Ihre Vorstellungskraft hat das Potenzial, die Wirklichkeit zu verändern. Unmittelbar. Ihre vollständige Fokussierung auf eine imaginäre Idee, der Kern einer jeden Hypnose, hat Ihren Körper sichtbar beeinflusst. Innerhalb von nur wenigen Minuten. Ihre Vorstellungskraft hat Macht. Natürlich bleibt der Finger nicht dauerhaft lang. Er hat auf Ihre absolute Aufmerksamkeit mit gesteigerter Durchblutung reagiert und hat sich dadurch ausgedehnt. Genauso können Sie sich übrigens auch frostig kalte Hände oder Füße »warm denken«. All das macht sicht- und fühlbar, wie Ihr Körper ohne Verzögerung auf Ihre Gedanken reagiert.

Wenn Sie in Ihrem Unterbewusstsein das Bild Ihres schlanken Ichs als Zieleingabe verankern, ändert sich nicht nur Ihr Verhalten. Auch physiologische Prozesse folgen Ihren Gedanken, und das hat ganz konkrete Auswirkungen auf Ihren Abnehmerfolg. Je stärker Sie sich auf das schlanke Ich konzentrieren, das sich aus seinem überflüssig gewordenen Kokon herausschälen will, umso schneller sehen Sie Resultate.

Auf den Schwingen der Vorstellungskraft verreisen

Nachdem Sie in Kapitel sieben ja schon eine erste Fantasiereise lesend hinter sich gebracht haben, werden Sie in Kürze Ihre erste Fantasiereise in »echter« Selbsthypnose machen. Ich verwende sie mit meinen Klienten täglich. Sie bereitet den Boden für das Gelingen meiner in persönlichen Sitzungen, in Radioshows – und letzten Endes sogar an mir selbst – erprobten Abnehmhypnose. Bitte schieben Sie Ihre Zweifel, falls Sie immer noch welche haben sollten, einmal testweise beiseite. Probieren Sie es aus. Geben Sie der zweifelnden Stimme in sich die Erlaubnis, sich das Ganze einmal unverbindlich anzugucken, aber – wichtig! – ohne sich einzumischen. Die zweifelnde Stimme darf gucken, aber nicht kommentieren. Und dann vertrauen Sie darauf, vertrauen Sie *mir*, wenn ich Ihnen versichere, dass es gelingen wird. Erwarten Sie, dass Sie Erfolg haben, denn Erwartungen, das haben wir ja schon gesehen, formen unsere Realität.

Sie werden nach jeder Fantasiereise feststellen, wie erfrischt Sie sich fühlen. So, als hätten Sie gerade einen erholsamen Acht-Stunden-Schlaf hinter sich. Das liegt nicht daran, dass Sie tatsächlich schlafen würden, sondern an der absoluten Entspannung. Sie sind unter Hypnose weder betäubt noch bewusstlos, ganz im Gegenteil. Ihr Unterbewusstsein ist hellwach und nimmt bereitwillig die angebotenen Suggestionen auf.

Keine Angst, Sie werden auf alle Fälle wieder wach, in der Hypnose »hängen zu bleiben« wie auf einem Amphetamin-Trip ist unmöglich. Wenn Sie allerdings sehr erschöpft sind oder die Selbsthypnose spät am Abend im Liegen testen, kann es passieren, dass Sie tatsächlich einschlafen. Im Moment des Einschlafens ist die Hypnose aber sofort beendet, und Sie schlafen ganz normal wie immer – und wachen auch ganz normal wieder auf. Wenn Sie so vielleicht die Hälfte der Fantasiereise verpasst haben, ist das gar nicht schlimm. Sie können sie ja wiederholen – und was Sie unmittelbar vor dem Einschlafen gehört haben, ist schon tief ins Unterbewusstsein gesunken.

Damit die Hypnose optimal funktioniert, müssen Sie sich darauf einlassen. Ein ständiges Hinterfragen à la »Kann das wirklich klappen?«, »Bin ich jetzt wohl schon hypnotisiert?« oder »Ob ich alles richtig mache?« reißt Sie immer wieder aus dem Prozess heraus. Das ist so ähnlich, wie wenn Sie nachts aufwachen und nicht direkt wieder einschlafen können. Statt das einfach zu akzeptieren und sich auf den Atem zu konzentrieren oder zu lesen, bis Sie wieder müde werden, liegen viele Menschen da, machen die Augen zu und denken: »Ich muss jetzt unbedingt schlafen, ich muss morgen früh raus.«

Dann schauen sie nach ein paar Minuten auf die Uhr und rechnen sich aus, wann sie spätestens wieder einschlafen müssen, um nicht den ganzen nächsten Tag in den Seilen zu hängen. Das erhöht aber nur den Druck, sofort einschlafen zu müssen. Stresshormone werden ausgeschüttet – und von Schlaf kann nun überhaupt keine Rede mehr sein.

Mit Hypnose ist das ähnlich: Es klappt am besten, wenn man nicht groß drüber nachdenkt. Falls Sie sich bei der Beschäftigung mit einem Skript irgendetwas auf Anhieb nicht plastisch vorstellen können – sagen wir: eine Treppe –, dann denken Sie einfach an irgendeine Treppe, die Sie kennen. Oder auch nur an das Wort »Treppe«. Es ist unerheblich, wie die Treppe genau aussieht, halten Sie sich nicht mit Grübeleien auf. Nehmen Sie die erste Vorstellung, die Ihnen in den Sinn kommt. Je häufiger Sie hypnotische Fantasiereisen machen, umso besser wird das klappen, und sobald Sie nach den ersten paar Minuten entspannt sind, wird Ihr Unterbewusstsein wie von selbst Bilder bereitstellen.

Ich werde Ihnen nun die verschiedenen Möglichkeiten erläutern, wie Sie mit den Hypnose-Skripten dieses Buches arbeiten können – am besten ist es, wenn Sie mal die eine, mal die andere Methode wählen, denn das vertieft die Wirkung.

Fünf Mal Hypnose, jedes Mal anders

Methode 1: Sie nehmen das Skript selbst auf
Hier schlüpfen Sie in die Rolle Ihres eigenen Hypnosetherapeuten. Sie nehmen das Skript mit Ihrer eigenen Stimme auf und spielen es später ab. Dabei setzen Sie sich bequem hin und schließen die Augen.

Erinnern Sie sich: Das Schließen der Augen hat unmittelbare Auswirkungen auf die Aktivität des Gehirns: Von den Beta-Gehirnwellen des wachen Zustands, der logische Denkprozesse begleitet, gleiten Sie hinüber in einen Alphawellenzustand. In diesem Status ist Ihr Unterbewusstsein empfänglicher für Suggestionen. Einen entspannten Zustand willentlich herbeizuführen klappt normalerweise auch besser mit geschlossenen Augen, da optische Ablenkungen dabei ausgeschaltet werden. Darum wird Sie ein Hypnosetherapeut fast immer die Augen schließen lassen, auch wenn das für einen hypnotischen Effekt nicht zwingend notwendig ist. In der tiefen Entspannung, in der Meditation oder beim Tagträumen können Alphawellen nämlich auch bei offenen Augen auftreten. Wie Sie die entspannenden Alphawellen mit geöffneten Lidern herbeilocken können, werde ich Ihnen gleich noch erklären.

Doch zunächst gilt: Ob geschlossene oder offene Augen, Sie brauchen für diese Methode nur ein Aufnahmegerät, am besten mit externem Mikrofon, das verbessert die Tonqualität erheblich.

Ein paar Tipps fürs Aufnehmen:

Lesen Sie das Skript vor der Aufnahme mehrmals laut. So gewöhnen Sie sich an den Text und üben sprachlich schwierige Stellen.

Bleiben Sie natürlich. Sie müssen hier nicht Goethe rezitieren. Hilfreich kann es sein, sich vorzustellen, dass das Skript ein Märchen ist, das Sie einem Kind vorlesen, das auf Ihrem Schoß sitzt. Auf diese Weise setzen Sie sinnvolle Betonungen und sprechen nicht zu laut oder zu leise.

Stellen Sie sich genau das vor, was Sie lesen, und machen Sie Pausen, die die Bilder vor Ihrem inneren Auge zur Entfaltung benötigen. So bekommt die Aufnahme genau die richtige Geschwindigkeit.

Versuchen Sie nicht, dialektale Färbungen oder einen Akzent zu unterdrücken. So etwas gehört zu Ihnen, und es beeinträchtigt die Wirkung des Skripts überhaupt nicht.

Natürlich erzielen Sie bereits mit diesem sehr fokussierten Lesen einen ersten hypnotischen Effekt, der durch das spätere Anhören der Aufnahme aber noch um einiges vertieft werden wird.

Falls Sie vor dem Aufnehmen sehr aufgeregt sind, Herzklopfen haben, Sie flach atmen oder Ihre Stimme sich überschlägt, fixieren Sie einen Punkt auf der Wand gegenüber und konzentrieren sich auf Ihre Atmung, bis Sie spürbar ruhiger sind.

Wahrscheinlich wird Ihnen Ihre Stimme beim Anhören zunächst fremd vorkommen. Das geht den meisten Menschen so, die es nicht gewohnt sind, ihre Stimme »auf Band« zu hören. Die Abneigung sollte sich aber mit der Zeit verlieren. Können Sie sich nicht überwinden, sich selbst zuzuhören, ist die nächste Methode eine gute Alternative.

Methode 2: Sie lassen das Skript von jemand anderem vorlesen
Sie können sich das Skript »live« von Ihrem Partner oder einer Vertrauensperson vorlesen lassen, bei der Sie sich fallen lassen können. In diesem Fall sollte der- oder diejenige den Text vorher mindestens einmal laut für sich lesen und dabei so vorgehen, wie gerade unter »Methode 1« beschrieben. Ich schlage vor, auch diese Hypnose-Session aufzunehmen, damit Sie sie später auch allein verwenden können.

Methode 3: Sie schreiben das Skript ab
Warum die Tätigkeit des Schreibens Ihrem Unterbewusstsein neues Futter gibt, haben Sie schon in Kapitel drei gelesen. Das Abschreiben ist natürlich keine Hypnose im klassischen Sinne, kann aber eine hypnotisch hochwirksame Meditation sein. Statt, wie es im Augenblick modern ist, Ausmalbücher für Erwachsene mit Farben zu füllen, können Sie sich wesentlich sinnvoller mit dem Abschreiben eines tiefenwirksamen Hypnose-Skripts entspannen und in einen beglückenden Flow-Zustand bugsieren. Die Inhalte werden automatisch in Ihrem

Unterbewusstsein gespeichert. Je mehr Sie sich auf den Inhalt des Geschriebenen konzentrieren, umso nachhaltiger ist die Wirkung. Es wird sich aber sogar ein Effekt einstellen, wenn Sie ohne nachzudenken abschreiben, Ihr neugieriges Unterbewusstsein kann es nämlich nicht lassen, Ihnen dabei über die Schulter zu schauen.

Methode 4: Sie lesen das Skript
Lesen ist die bequemste Methode, mit einem Skript zu arbeiten. Wie Sie inzwischen wissen, hat konzentriertes Lesen eine profunde Wirkung auf Ihr Unterbewusstsein. Verstärkt wird dieser Effekt durch das laute Sprechen beim Lesen – ganz wie von Émile Coué empfohlen. Eine noch größere Wirkung bekommen Sie, wenn Sie nach jedem Satz die Augen schließen und sich intensiv das Gelesene vorstellen.

Sowohl beim Lesen als auch beim Schreiben können Sie sich verschiedener Kniffe bedienen, um Ihr Gehirn in den Alphawellen-Zustand zu versetzen und damit den Aufnahmeknopf Ihres Unterbewusstseins zu drücken. Diese teilweise gut miteinander kombinierbaren Tricks helfen Ihnen übrigens auch, wenn Sie etwas lernen wollen – außer im Unterbewusstsein werden die Informationen mithilfe der Alpha-Gehirnwellen auch im Langzeitgedächtnis gespeichert. Im Grunde ist das, was in jeder Hypnose geschieht, nichts anderes als ein tief greifender Lernprozess.

Und hier sind die Tipps:

Machen Sie während des Lesens/Schreibens ruhige, klassische Musik an, aber unbedingt so leise, dass diese nur so gerade eben hörbar ist. In einer Studie der Uni Hamburg wurde nachgewiesen, dass Schubert, Mozart und Bach in einem solchen Fall Alpha-Gehirnwellen provozieren. Wurde die Musik lauter gehört, schwand der Effekt allerdings.

Zünden Sie Kerzen an, oder setzen Sie sich vor den offenen Kamin, denn flackerndes Feuer hat einen hypnotischen Effekt.

Lesen Sie das Skript im Bett, unmittelbar vor dem Einschlafen (bitte in diesem Fall auf Kerzen oder Kaminfeuer verzichten). Dadurch nehmen Sie die gelesenen Inhalte mit hinüber in den Schlaf. Diese werden automatisch in der Bibliothek Ihres Unterbewusstseins einsortiert.

Methode 5: Sie lernen das Skript auswendig
Mir ist bewusst, dass die meisten Leser sich jetzt vermutlich erst einmal an die Stirn tippen: *Spinnt der Becker? So ein langes Skript auswendig lernen?* Auswendig lernen ist nicht gerade »in«. Während es früher zum Beispiel in der Schule normal war, Gedichte oder Lieder auswendig zu lernen, ist das heute selten geworden. Außerdem kann man ja im Zeitalter des Internets und Wikipedia alles schnell nachschlagen. Um es meist sofort wieder zu vergessen, denn wir sind es nicht mehr gewohnt, uns aus eigener Kraft an Dinge zu erinnern. Es gibt Leute, die kennen nicht einmal die Telefonnummer ihres Partners, weil sie diese im Mobiltelefon eingespeichert haben. Diese digitalen Möglichkeiten sind einerseits praktisch, aber darunter leidet unser Gehirn: Nach dem Grundsatz *Use it or lose it* – »Benutze es oder verliere es« – verlieren wir immer mehr unsere geistige Flexibilität, denn das Gehirn verhält sich hier wie ein Muskel: Nur Muskeln, die wir auch benutzen, bleiben erhalten, alle anderen verkümmern. Das bereitet später unter anderem Demenz den Boden. Es ist seit Langem erwiesen, dass Training des Gehirns – und dazu gehört wesentlich Erinnerungstraining – einen starken Schutzfaktor vor geistigem Verfall darstellt.

Wenn Sie ein Skript auswendig lernen, schützen Sie sich aber nicht nur in gewissem Maße vor späterer Demenz und trainieren Ihr Lernvermögen. Sie trainieren auch Ihr Unterbewusstsein. Beim erfolgreichen (Auswendig-)Lernen geschieht nämlich Ähnliches wie bei einer erfolgreichen Hypnose: Inhalte, mit denen man sich zunächst ganz bewusst und wiederholt auseinandersetzt, gleiten nach und nach ins Unterbewusstsein und werden dort abrufbar. Sie bereiten den Boden für neue (Denk-)Gewohnheiten. Denkgewohnheiten sind es, die unser Verhalten steuern, auch das Ess- und Bewegungsverhalten. Und genau das ist es ja, was wir beeinflussen wollen. Obendrein belohnt uns unser Gehirn für erfolgreiches Lernen mit Dopamin und daran anschließend mit einer Endorphindusche. Lernen macht glücklich!

Der größte Pluspunkt ist jedoch: Haben Sie ein Skript einmal auswendig »drauf«, sind Sie bei der Selbsthypnose völlig unabhängig von Aufnahmen, anderen Menschen oder Situationen. Sie können sich in der Sauna in Selbsthypnose versetzen, am Strand oder beim Schwimmen.

Wenn Sie sich für diese Methode entscheiden, müssen Sie das Skript übrigens nicht wortwörtlich auswendig lernen. Hypnose ist immer flexibel. Sie können auch einfach die Grundidee und den groben Ablauf verinnerlichen und daraus Ihr eigenes Skript entwickeln. Damit wären Sie in guter Gesellschaft. Mit wem? Nun ...

Skripts sind nicht in Stein gemeißelt – Sie haben die Lizenz zum Ändern

Ich verrate Ihnen jetzt ein Geheimnis: Wenn ich einen Klienten in Hypnose versetze, entwickle ich den Text der Fantasiereise meistens, während ich spreche. Natürlich benutze ich bestimmte wiederkehrende Formeln, und ich habe selbstverständlich auch eine Grundidee, wie der Ablauf sein soll und was die Zielsetzung der Hypnosesitzung ist. Aber die einzelnen Wörter lasse ich aus mir herausfließen, wie sie kommen. Das mache ich, weil ich weiß, dass mein Unterbewusstsein mir die richtigen Worte liefert und die Details gar nicht so wichtig sind. Viel wichtiger ist es, dass die Worte natürlich fließen und dass sie kraftvolle Bilder auslösen, die dem Hypnoseziel dienlich sind. Für Sie bedeutet das bei Ihrer Selbsthypnose: Klammern Sie sich nicht an meinen Worten fest. Kommen Sie mit einer Formulierung nicht klar, oder trifft eine Beschreibung auf Sie nicht zu, dann ändern Sie sie. Das ist überhaupt kein Problem. Ich lade Sie ein: Individualisieren Sie Ihr Skript. Passen Sie es an die Gegebenheiten Ihres Lebens an. Spielen Sie damit. Je häufiger und spielerischer Sie sich mit den Skripts dieses Buches befassen, umso tief greifender wird der Effekt auf Ihr Unterbewusstsein ausfallen.

Nun noch drei grundsätzliche Dinge, bevor es endlich losgeht:

Es ist von Vorteil, wenn Sie sich für die Beschäftigung mit dem Skript an einen möglichst ruhigen, ablenkungsfreien Ort begeben. Lassen sich Nebengeräusche nicht ausschalten, können Sie eine einfache Technik aus der Meditation anwenden, die Geräusche neutralisiert. Begrüßen Sie dazu jedes Geräusch, statt sich darüber zu ärgern. Stellen Sie sich dann vor, dass es genau dieses Geräusch ist, das Ihre Entspannung vertieft. Mit jedem Geräusch, das Sie hören, sinken Sie tiefer in die Trance, tiefer in die Fokussierung, tiefer in die Hypnose. Lassen Sie sich auf diesen Gedanken ein, er funktioniert. Das weiß ich zuverlässig, denn diesen Trick wende ich in jedem Seminar an, da irgendwo immer Hunde bellen, Straßenbahnen vorbeifahren oder gestaubsaugt wird. Der Trick funktioniert übrigens auch, wenn Sie abends nicht einschlafen können, weil es draußen sehr laut ist.

Wählen Sie gerne mal die eine, mal die andere Methode. Ihr Gehirn und Ihr Unterbewusstsein lieben die Abwechslung.

Unabhängig von der gewählten Methode möchte ich Sie bitten, vor der Beschäftigung mit dem Skript eine der bisher eingeführten Entspannungs- beziehungsweise Induktions-Übungen durchzuführen. Sie können den ABC-Flow von Seite 87 turnen, die Elman-Induktion von Seite 72 machen oder auch die Sieben-Elf-Atmung von Seite 129. Sie können auch einige Minuten einen Punkt an der gegenüberliegenden Wand fixieren oder die Kerzenflamme beobachten – wichtig ist, dass Ihre Gedanken zur Ruhe kommen. Wenn das der Fall ist, sind Sie bestens vorbereitet.

Einmal frischer Wind: Das innere Entrümpeln

Die folgende Fantasiereise lässt Sie die Essenz Ihres Ichs spüren. Eine Essenz, die keine überflüssigen Kilos kennt und keinen Stress. Diese Essenz ist völlig unabhängig von äußeren Faktoren, von Statussymbolen und selbst von Religionen und deren Glaubenskonstrukten. Die Essenz Ihres Ichs ist reines Sein. Reines Sein ist grenzenlos kreativ, es kann aus Energie eine neue Welt erschaffen. Ja, *Sie* können aus reiner Energie Ihre Welt völlig neu erschaffen. Ihr Sein ist flexibel, formbar wie Knetmasse. Mit dieser Visualisierung machen Sie innerlich Platz für Neues. Sie entrümpeln Ihr Inneres und verabschieden sich von allem, was Sie nicht mehr brauchen – wie zum Beispiel überflüssige Kilos. So bereiten Sie Ihr Unterbewusstsein auf eine neue Realität vor. Eine neue Realität als schlanker und glücklicher Mensch.

Viel Spaß!

SEI, WER DU SEIN WILLST: DAS GLÄSERNE GEFÄSS

(Schließ die Augen)

(Konzentriere dich nun auf meine Stimme.)

(Stell dir genau alles vor, was ich jetzt sage.)[4]

Stell dir vor, dass vor dir in der Luft ein kristallklares Gefäß schwebt.

Schau es dir genau an.

Erkenne, wie klar und durchsichtig es ist und dass du alles sehen kannst,

was du jetzt gleich in dieses Gefäß hineingeben wirst.

Du siehst in diesem Gefäß ein helles violettes, wunderschönes Licht,

das langsam und ruhig darin schwebt.

Konzentriere dich auf dieses wunderschöne Licht.

Spüre seine angenehme Wärme.

Spüre, wie der Anblick deinen Augen wohltut.

Ich möchte, dass du jetzt deinen eigenen Namen in dieses Gefäß gibst.

Alles, was er dir bedeutet.

Alles, was du mit diesem Namen verbindest.

Jedes Gefühl.

Du siehst, wie dein Name sich mit dem violetten Licht vereint,

wie er mit dem Licht im Gefäß schwebt.

---

[4] Die Sätze in Klammern sollten nur mitgesprochen werden, wenn Sie das Skript aufnehmen.

Gib nun deine Kleider in das Gefäß.
Deinen ganzen Kleiderschrank.
Das, was du gerade am Leib trägst.

Gib deine Frisur in das Gefäß, dein Styling.
Dein ganzes Aussehen.
Alles, was du mit deinem Erscheinungsbild verbindest.
Alles, was es anderen über dich zeigen soll.
Alles, was es für dich und andere bedeutet.
Du siehst, wie sich alles im Gefäß
mit dem hellen violetten Licht verbindet,
zur Einheit wird und langsam und leicht umherschwebt.

Gib nun deine Möbel, deine Wohnung,
dein ganzes Haus in das Gefäß.
Alles schwebt im violetten Licht.
Pack deinen ganzen Besitz in das Gefäß.
Gib dein Telefon hinein.
All deine Verpflichtungen.
Gib deinen Beruf in das Gefäß.
Alle Vorstellungen, die du von dir selbst hast.
Alle Erwartungen.

Gib deinen Geist in das Gefäß
und die Stimme in deinem Kopf,
die dir sagt, was richtig oder falsch ist,
was du tun oder sagen sollst.

Gib deine komplette Persönlichkeit in das Gefäß.
Alle deine Träume.
Deine Albträume und Ängste.
Deine Glaubensvorstellungen.
Deinen Glauben an Gott.
Deine Religion.

Deine politischen Ansichten.
Den Glauben an die Bedeutung von Geld.
Daran, was es bedeutet, Mann oder Frau zu sein.

Gib alles in das Gefäß.
Dort vermischt sich alles mit dem wunderschönen violetten
Licht.

Gib jeden Zweifel in das Gefäß.
Alle Beurteilungen.
Das Gefühl, immer perfekt sein zu müssen.
Keine Fehler machen zu dürfen.
Deine Meinungen.
Deine Ziele und Wünsche.
Alle Beziehungen.
Deinen Charakter.
Deine Sehnsüchte.
Das Gefühl, sich rechtfertigen zu müssen.
Alle deine Sorgen.
Packe alles in das Gefäß.

Gib nun noch alles, was du loswerden möchtest, in das Gefäß
hinein.
Jedes Objekt.
Jede Handlung.
Jedes Gefühl, das du damit verbindest.
Gib alles in dieses Gefäß hinein.

Alle diese Dinge schweben jetzt in diesem Gefäß,
vereint mit dem violetten wunderschönen Licht.

Schau dich noch einmal in deinem Leben um.
Gib alles, was du vergessen haben solltest, in das Gefäß hinein.
Deinen nackten Körper.

All deine Gedanken.
Alles vereint im kristallklaren Gefäß und schwebend
im violetten wunderschönen Licht.

Und jetzt erkennst du,
dass dein Ich sich nicht in diesem Gefäß befindet.
DU betrachtest das Gefäß von außen.
DU hast alles erschaffen, was sich im Gefäß befindet.
Aber DU bist nicht in diesem Gefäß.
Denn DU betrachtest das Gefäß von außen.

Verschließ jetzt das Gefäß mit einem großen Korken.
Leg es ab an einem bestimmten Ort deiner Wahl.
Einem Ort, an den du immer gehen kannst.
Es ist dir freigestellt, was du wieder aus diesem Gefäß heraus-
nimmst.
Vielleicht nimmst du dieses Gefäß einfach und wirfst alles weg.
Vielleicht nutzt du die Gelegenheit, wieder ganz von vorne
anzufangen.
Es ist deine freie Wahl.

Es ist immer deine Wahl.
Du hast die absolute Kontrolle.
Denn was in diesem Gefäß ist, das bist nicht du.
DU bist derjenige, der entscheidet.
DU schaust in das Gefäß von außen hinein.
Klar und frei.
(Jetzt öffne deine Augen.)

Willkommen im Jetzt.

Kapitel 10

Achtung, angenehme Nebenwirkungen: Warum mit Ihren Pfunden wahrscheinlich noch ganz andere Baustellen der Vergangenheit angehören – und wie ich selbst erfolgreicher Tester meiner eigenen Abnehmhypnose wurde

Als ich mich daranmachte, eine effektive Abnehmhypnose zu entwickeln – jene Abnehmhypnose, die Sie am Ende dieses Kapitels finden –, wollte ich damit Menschen helfen, die mit ihrem Gewicht unglücklich sind. Menschen wie solchen, die zu mir in mein Berliner Atelier kommen, weil ihre Gelenke unter ihrem Gewicht ächzen. Menschen, die nur noch schlecht Luft bekommen. Und natürlich Menschen, die nach einer langen Geschichte gescheiterter Diäten endlich mit Erfolg langfristig abnehmen möchten.

An mich selbst dachte ich dabei zunächst nicht.

Von Heidi Klum hätte ich zwar vermutlich nie ein Foto für die nächste Model-Runde bekommen, aber mit meinem Körper fühlte ich mich immer wohl. Er passt zu mir und meinem Beruf als Wundermacher, Hypnotiseur und Gedankenleser. In der Vorstellung, die ich von mir habe, sehe ich mich nicht als drahtigen Six-Pack-Träger, der vor Sonnenaufgang aufsteht, um für den nächsten Marathon zu trainieren. Ich empfinde mich eher als entspannten und etwas altmodischen Gentleman, der im Café die Morgenzeitung zum Croissant genießt und dabei innere Ruhe und Souveränität ausstrahlt. Außerdem bin ich kerngesund, mein Arzt hat nichts zu meckern. Kurz: Ich bin mit meinem Körper und meinem Gewicht normalerweise wirklich zufrieden. Darum hatte ich auch nicht die geringste Motivation, daran etwas zu ändern. Und die Motivation, das wissen Sie noch aus Kapitel drei, ist das A und O des erfolgreichen Neuanfangs.

Doch dann veränderte sich etwas.

Unter meinem Radar ging etwas vor sich, langsam und unmerklich. Ich registrierte nicht, wie sich neue Verhaltensweisen in mein Leben einschlichen. Mein Berufsleben hatte auf einmal den Turbo eingelegt. Ich machte regelmäßig Live-Shows, gab Seminare, schrieb Bücher und wurde immer wieder ins Fernsehen eingeladen. All das machte mir sehr viel Spaß, wirkte sich aber stark auf mein tägliches Leben aus. Es blieb viel weniger Zeit für meine langen Streifzüge durch Berlin, weniger Zeit für meine Familie, für Freunde und weniger Zeit für mich. Stattdessen schlief ich wenig und aß spät, ganz gegen meine alte Gewohnheit auch schon mal Fast Food zwischen Tür und Angel. Morgens gab es nur noch selten ein langsam genossenes Croissant, sondern oft gar nichts. Ein paar Stunden später stopfte ich dann vor lauter Heißhunger irgendetwas Ungesundes in mich hinein. Oft musste es so schnell gehen, dass ich die Sachen nur so herunterschlang. Dann war ich zwar erst mal satt, hatte dabei aber das unbefriedigende Gefühl, nicht wirklich etwas genossen zu haben. Darum langte ich auch schon mal bei Süßigkeiten zu, besonders, wenn es gerade ziemlich stressig war. Ich rekonstruiere all das nun im Blick zurück, denn es geschah, ohne dass ich mir dessen wirklich bewusst wurde. Meine Gedanken waren ganz woanders.

Dann kam ich eines Tages auf die Idee, einmal auszuprobieren, Hypnosen übers Radio zu machen. Ganz so, wie es einst Dave Elman getan hatte, der Erfinder der Elman-Induktion

und eines meiner Vorbilder. Welches Thema, grübelte ich, eignet sich dafür wohl am besten? Der Geistesblitz ließ nicht
lange auf sich warten: Abnehmen! Das war doch ein Thema,
mit dem sich viele Menschen irgendwann einmal auseinander-
setzten. Und sei es nur nach den Weihnachtsfeiertagen, wenn
die Marzipankartoffeln und der fette Gänsebraten Spuren auf
den Hüften hinterlassen hatten, oder vor dem Urlaub, wenn
der Bikini wieder passen sollte. Ich kramte das Skript aus der
Schublade, das ich vor einiger Zeit für meine Sitzungen entwickelt hatte und mit dem ich schon einige Klienten vom Übergewicht befreien konnte. Dass ich zuletzt damit gearbeitet
hatte, war schon über ein Jahr her.

»Radiohypnosen zum Abnehmen? Super Idee! Solltest du
unbedingt machen!«, meinte mein Manager Ulf, als ich ihn in
meinen Einfall einweihte. Dann klopfte er mir grinsend auf die
Schulter und fügte mit einem verschmitzten Blick auf meinen
Bauch hinzu: »Würde dir selbst vielleicht auch mal guttun …«
Als ich kurz darauf in den nächsten Spiegel schaute, fiel es mir
wie Schuppen von den Augen. Ich dachte: »Verdammt, Ulf hat
recht, ich habe zugelegt! Wie konnte mir das entgehen?«

Wenn sich der Hypnotiseur gleich mit hypnotisiert

Ich erzählte verschiedenen Radioredaktionen von meiner Idee
mit den Abnehmhypnosen. Die Zustimmung war direkt groß.
Schon nach ein paar Wochen ging es los. Bis zu vier Millionen Zuhörer lauschten an unterschiedlichen Orten Deutsch-
lands meiner hypnotischen Fantasiereise. Ich tingelte von Sender zu Sender, innerhalb von zehn Tagen saß ich sechs Mal am
Mikrofon und versetzte abnehmwillige Zuhörer live in Trance.
Gleichzeitig stieg in Berlin die Nachfrage nach 1:1-Abnehm-
sitzungen, in denen ich mit meinen Klienten nach dem in diesem Buch vorgestellten Programm arbeite, stark an.

Und mein Unterbewusstsein spielte bei alldem Mäuschen.

Während ich so meiner Arbeit nachging, geschah etwas höchst Willkommenes: Ohne dass ich mich anstrengen musste, veränderten sich mein Verhalten und auch meine Essgelüste. Plötzlich hatte ich abends um elf nach einer Show keinen Appetit mehr, obwohl ich seit dem Nachmittag nichts gegessen hatte. Der Gedanke an Burger und Fritten kam mir absurd vor. Ich aß wieder viel langsamer und zelebrierte meine Mahlzeiten. Genauso, wie ich es früher immer getan hatte. Doch instinktiv griff ich plötzlich zu ganz anderen Lebensmitteln. Statt auf ein Croissant mit Butter und Marmelade hatte ich morgens auf einmal Lust auf Obst und Joghurt. Statt nachmittags aufkeimende Lust auf Süßes mit Eis oder Kuchen zu bekämpfen, nahm ich mir oft nur eine Banane oder einen Pfirsich. Ich entwickelte Appetit auf knackigen Salat. Und war die Zeit knapp, schlang ich nicht in Minuten große Portionen in mich hinein, »um was im Magen zu haben«, sondern aß einfach so viel, wie ich in meinem gemächlichen Esstempo schaffte.

Überraschend war: Nicht nur mein Essverhalten änderte sich. Plötzlich dachte ich auch daran, mehr Pausen zu machen. Ich ging wieder mehr spazieren und blockierte dafür Zeit in meinem Terminkalender. Das Resultat war, dass die kreativen Ideen nur so sprudelten. Außerdem traute ich mich, auch mal einen Termin abzusagen, wenn mir alles zu viel wurde. Und für die Ferien mit meiner Familie räumte ich satte vier Wochen ein, statt nur zwei wie in den Jahren davor. Ich hatte meine Lieben und mich selbst viel zu lange vernachlässigt. Ich brauchte offensichtlich eine Abnehmhypnose, um das zu merken. Keine dieser Änderungen fühlte sich aufgezwungen an, alles passierte ganz natürlich, ohne dass ich es mir vorgenommen hatte.

Statt weniger Genuss hatte ich mehr davon, obwohl ich weniger zu mir nahm. In den acht Wochen nach der letzten Radiohypnose nahm meine Lebensqualität zu und ich mehr als zehn Kilo ab. Einfach so. Meinen Zuhörern schien es ähnlich zu gehen: Die Resonanz war überwältigend. Die Radiomoderatorin Gerlinde Jänicke vom Berliner Sender 94,3 rs2 nahm etwa 20 Kilo ab, nachdem ich im Studio zu Gast gewesen war. Sie hatte auf einmal den Elan, es mit *Low Carb*-Ernährung zu probieren – für sie der richtige Weg, denn der Impuls kam aus ihrem Unterbewusstsein. Eine Klientin jubelte, dass sich mit der Abnehmhypnose auch ihr Alkoholproblem in Luft aufgelöst hatte: Sie hatte einfach keinen Bedarf mehr, sich zu betäuben, weder mit Wein noch mit Essen. Statt Probleme zu verdrängen und den Frust darüber mit kalorienreichen oder alkoholhaltigen Genüssen zu überdecken, kümmerte sie sich jetzt um die dahinter steckenden Bedürfnisse, die sie viel zu lange vernachlässigt hatte. Sie hatte auf einmal den Elan, ihr Leben umzukrempeln. Dabei wurden auch ihre Beziehung und ihr Job auf den Prüfstand gestellt. Vordergründig mögen diese Lebensbereiche nichts mit übermäßigem Essen zu tun haben, tatsächlich sind sie häufig die verborgene Ursache. Das Ergebnis war, dass meine Klientin die nächste Gelegenheit zum Jobwechsel wahrnahm und in der Beziehung reinen Tisch machte. Nein, sie trennte sich nicht, sondern brach mit ihrem Mann zu einem zweiten Honeymoon auf. Nicht zu vergessen: Sie nahm ab. Langsam, aber stetig.

Und das sind nur drei von vielen Erfolgsgeschichten.

Alles hängt mit allem zusammen

Ich weiß also nicht nur aus eigener Erfahrung, dass meine Abnehmhypnose funktioniert. Ich weiß auch, dass sie positive Nebenwirkungen haben kann, mit denen man im ersten Moment vielleicht gar nicht rechnet. Viele Menschen essen zu viel, weil irgendetwas in ihrem Leben nicht stimmt. Sonst hieße Frustessen nicht Frustessen. Wird dann irgendwo an einem Schräubchen gedreht (beispielsweise mit einer Abnehmhypnose und ändert sich etwas (zum Beispiel die Essgewohnheiten), verschiebt sich das ganze Bild. Dann ist es, als ob sich ein Pfropfen löst und etwas in den Fluss kommt, das alles andere, was im Leben schiefläuft, auch wieder ins Lot bringt. Nichts im Leben existiert getrennt von dem anderen, alles hängt mit allem zusammen. Darum beobachten umgekehrt ja auch viele Menschen, dass sie wie von selbst abnehmen, wenn sie endlich alte Baustellen beackern, zum Abschluss bringen oder ihren Frieden mit vergangenen Verletzungen machen – und sich dadurch wieder in ihrem Leben erden. Denken Sie da nur an meine Freundin Andrea, von der ich Ihnen in Kapitel vier erzählt habe!

Freuen Sie sich drauf: Sie werden nicht nur schlanker, sondern mit großer Wahrscheinlichkeit auch erfolgreicher, zufriedener, gesünder und einfach glücklicher werden! Auch das unterscheidet eine Abnehmhypnose vom Krampf und Kampf der meisten Diäten.

Bye-bye, Speckpolster: Ihre Abnehmhypnose

Bitte denken Sie daran, vor der Beschäftigung mit dem Skript wieder eine Entspannungsübung zu machen, um sich wirklich voll fokussieren zu können. Suchen Sie sich eine bequeme Sitzposition, bei der Sie Ihre inneren Organe nicht einquetschen. Im Schneidersitz oder auf Ihrem Lieblingssessel mit Kissen im Rücken. Das Wichtigste ist, dass Sie sich wohlfühlen.

Doch nun geht es endlich los. Hier ist sie also, meine vielfach getestete Hypnose für ein schlankes, glückliches Leben.

DU KANNST SCHLANK SEIN, WENN DU WILLST

Schließ deine Augen.
Atme tief durch die Nase ein
und durch den Mund wieder aus.
Und noch einmal
tief durch die Nase einatmen
und durch den Mund wieder ausatmen.
Tief durch die Nase ein-
und durch den Mund ausatmen
und entspannen.

Folge deinem Atem.
Lenke deine gesamte Aufmerksamkeit auf deinen Atem.
Deine Gedanken kommen mit jedem Ausatmen
immer mehr zur Ruhe.
Dein ganzer Körper entspannt sich.
Immer tiefer.

Nimm einen weiteren tiefen, reinigenden Atemzug.
Entspanne beim Ausatmen voll und ganz.
Lass alle Spannung und Gedanken, die jetzt hier
nicht hingehören,
von dir abfallen.

Jede Ablenkung und jeder Gedanke,
der in diesem Moment nicht hilfreich ist,
kann im Hinterkopf abgelegt
und dann mit einem befreienden Ausatmen
losgelassen werden.

Es bleiben nur Stille und Raum.
Spüre jeden Atemzug,
wie er in dich hinein-

und wieder aus deinem Körper hinausströmt.
Heilsam und beruhigend.

Lass deinen Atem fließen und
beruhigend auf dich wirken.
Nimm wahr,
wie sich dein Atem anfühlt.
Spüre seinen Rhythmus.
Werde dir deiner tiefen, entspannenden Atemzüge bewusst.

Und nun entspanne deinen Kopf.
Entspanne deinen Hals.
Entspanne deinen Oberkörper.
Entspanne deinen Bauch.
Entspanne deine Arme.
Entspanne deine Beine.
Entspanne deinen ganzen Körper,
bis in deine Zehenspitzen hinein.

Stell dir vor,
wie eine Welle der Entspannung
durch deinen ganzen Körper fließt.
Durch deinen Kopf,
durch deinen Oberkörper,
durch deinen Bauch,
durch deine Arme und Beine,
durch deine Füße,
durch deinen ganzen Körper hindurchfließt,
der immer tiefer entspannt.
Tiefer und tiefer.

(Ich werde nun rückwärts zählen.)
Mit jeder Zahl wirst du
noch tiefer in den wunderschönen Zustand der absoluten
Entspannung sinken.

Immer tiefer und tiefer
in diesen wunderschönen, angenehmen Schlaf.

Fünf.
Du spürst deine Atmung.
Atmest ein
und aus.
Mit jedem Ausatmen
entspannst du dich noch viel mehr.
Tiefer und tiefer.

Vier.
Du hältst nun keinen Gedanken mehr fest.
Lässt die Gedanken einfach nur kommen und gehen.
Kommen und gehen.
Und sinkst noch viel tiefer,
entspannst dich noch viel mehr,
mit jedem Gedanken, den du denkst.
Immer tiefer und tiefer.

Drei.
Dein Unterbewusstsein öffnet sich jetzt ganz weit.
Und weil du ein so machtvolles Unterbewusstsein hast,
voller Fantasie und voller Kreativität,
wird alles, was du selbst zu dir sagst,
sofort zu deiner Realität.
Du siehst, was du dir sagst zu sehen.
Du hörst, was du dir sagst zu hören.
Du fühlst, was du dir sagst zu fühlen.
Von diesem Moment an
wird alles, was du selbst zu dir sagst,
sofort zu deiner Realität.

Du sinkst tiefer und tiefer
in diesen wunderschönen Zustand
der absoluten Entspannung.
Immer tiefer und tiefer.

Zwei.
Noch viel tiefer.

Eins.
Tiefer und tiefer.

Null.
Du bist jetzt absolut entspannt.
Du spürst deine Atmung.
Du fühlst deinen Körper.
Ganz entspannt.

Mit jedem Geräusch,
das du hörst,
sinkst du noch tiefer und tiefer
in diesen wunderschönen Zustand
absoluter Entspannung.

Mit jedem Klang, der an dein Ohr dringt,
sinkst du tiefer und tiefer
in diesen wunderschönen und angenehmen
Zustand der tiefen Hypnose.

Höre nun eine alte indianische Geschichte.
Man sagt, jeder, der diese Geschichte hört,
verändert sich:
In jedem Menschen leben zwei Wölfe.
Diese beiden Wölfe kämpfen miteinander
einen furchtbaren Kampf.

Der eine Wolf ernährt sich von Gier, Eifersucht,
Neid, Hass und Selbstzweifeln.
Er steht für all das, was einen Menschen krank macht.
Der andere Wolf ernährt sich von der Liebe,
dem Glück, dem Wohlgefühl,
dem Selbstbewusstsein und Selbstvertrauen, der Kraft.
Dieser Wolf steht für all das, was einen Menschen glücklich
macht.
Diese beiden Wölfe kämpfen in jedem von uns einen
furchtbaren Kampf.

Du fragst, welcher dieser beiden Wölfe den Kampf gewinnt?
Die Antwort lautet:
Es gewinnt immer der Wolf, den du fütterst.
Du hast es in der Hand,
dein Leben zu gestalten.
Alles, dem du deine Aufmerksamkeit gibst,
alles, was du mit deiner Aufmerksamkeit fütterst,
gedeiht.

Diese Erkenntnis breitet sich jetzt in dir aus.
Entfaltet ihre Kraft.
In jeder einzelnen Zelle deines Körpers.
Und von diesem Moment an wirst du jedes Mal,
wenn du den Impuls spürst,
deinen emotionalen Hunger mit Essen zu stillen,
an diese beiden Wölfe in dir denken.

Und du reagierst mit der Frage:
Welche Situation, welches Gefühl
löst gerade jetzt in mir
den Wunsch, etwas zu essen, aus?

Und dann antwortest du mit einer passenden Aktion darauf.
Wenn es die Langeweile ist,
die dich zum ungesunden Essen anstiftet,
dann gehst du nicht zum Kühlschrank,
sondern du gehst vielleicht eine Runde spazieren.

Wenn es die Liebe ist, die du suchst,
wird in dir ein Gefühl aufkommen,
das dich daran erinnert,
wie großartig du bist.
Die Liebe zu dir selbst
öffnet sich wie eine wunderschöne Blume in dir.

Du erkennst, dass dein Körper ein Schatz ist,
auf den du stolz sein kannst,
um den du dich liebevoll kümmern kannst
und der nur die beste Zuwendung verdient hat.
Nur die besten Gedanken.
Deine liebende Zuwendung und deine liebenden Gedanken.

Und von diesem Moment an
isst du nur noch, wenn du wirklich körperlichen Hunger hast.
Du genießt ab sofort jeden einzelnen Bissen.
Isst zunächst in deiner normalen Essgeschwindigkeit,
wirst aber dann immer langsamer und langsamer.
Du isst immer genussvoller.
Legst zwischen jedem Bissen die Gabel beiseite,
um voll und ganz dein Essen zu schmecken
und zu genießen.

Erlaube dir selbst,
das Gefühl der wohligen Sättigung zu spüren.
Immer zum richtigen Zeitpunkt.
Immer genau dann, wenn du satt bist.

Du erkennst den Moment der Sättigung daran,
dass das Essen nicht mehr so gut schmeckt
wie noch kurz zuvor.
Du fühlst immer zum genau richtigen Moment
die Sättigung in deinem Magen.

Von diesem Moment an
hast du ein genaues Gespür dafür,
was dein Körper wirklich braucht.
Und du gönnst deinem Körper
von diesem Moment an
nur noch das Allerbeste.

Stell dir nun vor,
du siehst eine große weiße Wolke
oben am blauen Himmel.
Gib jetzt alles,
was du als negativ empfindest,
in diese Wolke hinein.
Schau zu,
wie sich die Wolke mit all dem,
was du loswerden möchtest, füllt
und immer dunkler und dunkler wird.

Gib alles in die Wolke:
Das Essen aus rein emotionalen Gründen.
Den Impuls, zum Essen zu greifen,
obwohl du dich nach Nähe sehnst.
Gib all das hinein,
was du jetzt loswerden willst.
Gib den ungesunden Heißhunger hinein.
Die Gier nach Süßem.
Das Verlangen nach ungesundem Essen.
Gib all das in die Wolke

und schau zu,
wie sich diese Wolke immer dunkler färbt
bis hin zum tiefen Schwarz.

Jetzt siehst du,
wie sich langsam Sonnenstrahlen ihren Weg bahnen.
Von hinter der Wolke durch die dunkle Wolke hindurch.
Sie brechen die Wolke stückweise auf.
Bilden Risse.

Dann treffen dich die Sonnenstrahlen,
und du spürst,
wie sie dich wunderbar wärmen
und wie durch die Sonnenstrahlen
die Wolke aufgelöst wird
und sich all das Negative auflöst in nichts.

Die Sonne lässt die Wolke verschwinden.
Genieße die Wärme der Strahlen,
die dich mit riesigem Selbstvertrauen füllen.
Atme die Sonnenstrahlen ein.
Mit jedem Atemzug wirst du stärker und stärker.
Voller Selbstvertrauen.

Die Wolke löst sich auf,
und gleichzeitig löst sich all das Negative,
das dich belastet hat, auf.
Verschwindet voll und ganz.
Du wirst von der positiven Energie ausgefüllt,
die dich mit den Sonnenstrahlen durchflutet.
Voller Selbstvertrauen,
voller Stärke,
voller Kraft,
voller Selbstbewusstsein.

(Lass mich dir eine weitere kleine Geschichte erzählen.)
Bei einigen Naturvölkern benutzen Jäger eine spezielle Falle,
um Affen zu fangen.
Die Jäger höhlen eine große Kokosnuss aus,
machen ein Loch hinein
und legen ein Stück Zucker in die Nussschale.
Die Hand eines Affen ist klein genug,
um durch die Öffnung in die ausgehöhlte Nuss zu gelangen,
aber zu groß, um mit der geschlossenen Faust,
die das Zuckerstück hält,
wieder herauszukommen.

Der gierige Affe greift hinein,
packt das Zuckerstück,
versucht, die geschlossene Faust wieder herauszuziehen,
und merkt, dass er gefangen ist.
Er schreit und tobt
und versucht verzweifelt, sich aus der Falle zu befreien.

Natürlich könnte er ziemlich leicht entkommen.
Das weißt du.
Er müsste nur die Hand öffnen und das Zuckerstück
fallen lassen.
Aber in den meisten Fällen
will der Affe das Zuckerstück nicht loslassen,
und so wird er von den Jägern gefangen.

Du öffnest jetzt deine Hand
und lässt los.
Lässt einfach los.
Du befreist dich selbst.

Von nun an erinnerst du dich in jedem Moment
der Gier und des Heißhungers an diese Geschichte.

Und du weißt:
Du bist frei.
Denn du bist nicht ausgeliefert.
Du hast die Kontrolle übernommen.
Du kannst die Wirklichkeit selbst gestalten.
Du bist frei.
Lass einfach los.
Du spürst jetzt in dir das Gefühl der Veränderung.
Lass es zu.
Lass es sich in jeder Zelle deines Körpers entfalten.

Etwas ist anders, etwas ist neu.
Es fühlt sich wunderbar an.
Dieses Gefühl wird größer und größer.
Von Tag zu Tag
wird dein Selbstbewusstsein stärker.
Dein Selbstvertrauen steigt,
und du weißt,
du kannst dein Wunschgewicht erreichen.
Du beginnst ein neues Leben.

Alles ist Veränderung.
Die Farbe der Blätter an den Bäumen verändert sich
im Zyklus der Jahreszeiten.
Leben verblüht und erblüht neu.
Du genießt alles, was dir begegnet.
Du liebst es, lebendig zu sein.
Es fühlt sich gut an,
mit einem ruhigen und entspannten Geist,
mit einem Körper, der dich liebt.
Der dich darin unterstützt,
dir selbst Gutes zu tun.

Von diesem Moment an schenkst du deinem Körper
deine Liebe.
Schenkst ihm Beweglichkeit, Ausdauer und Wohlgefühl.
Du schenkst ihm genau das, was er braucht.
Dieses Gefühl der Bewegung,
das sich unglaublich gut anfühlt.
Dieses Gefühl, deinen Körper zu trainieren,
mit ihm zu spielen und zu erleben,
wie er aufblüht
und jeden Tag ein bisschen stärker wird.

Du schenkst deinem Körper Bewegung in allen Lebenslagen.
Wie die Erde dem Samen alles bietet,
um zu einem wunderschönen, starken Baum zu werden,
so schenkst du deinem Körper alles, was er braucht,
um wunderschön und trainiert zu sein,
voller Selbstvertrauen und Kraft.
Du erkennst, das ist das pure Leben.
Dein pures Leben.
Du stehst mittendrin
voller Stolz auf dich selbst,
denn du bist es, der deinem Körper all dieses Wohlgefühl
schenkt.
Immer und immer wieder.

Ich zähle jetzt gleich bis fünf.
Bei fünf angelangt, öffnest du deine Augen.
Bist wieder zurück im Hier und Jetzt.
Bist vollkommen ausgeruht und entspannt,
voller Energie und bereit,
dein ideales Gewicht zu erreichen,
dein Wunschgewicht zu erreichen,
ganz leicht,
voller Tatendrang,

voller Elan,
voller Selbstbewusstsein.

Eins.
Du atmest einmal tief ein.
Lass den ganzen Körper sich mit Sauerstoff füllen.

Zwei.
Puls und Blutdruck normalisieren sich.
Du wirst leichter und leichter.
Kommst höher und höher.

Drei.
Höher und höher.
Leichter und leichter.
Atme noch einmal tief ein
und aus.

Vier.
Du kommst höher und höher.
Wirst leichter und leichter.
Tief einatmen.
Du spürst, wie sich dein ganzer Körper
wie mit kaltem klarem Bergwasser ausfüllt.
Höher und höher.
Leichter und leichter.
Gleich öffnest du deine Augen,
bist wieder zurück im Hier und Jetzt.

Fünf.
Augen auf.
Willkommen im Jetzt.

Kapitel 11

Immer wieder schön: Wie Sie Ihren Erfolg dauerhaft machen, indem Sie Ihr Unterbewusstsein auf Trab halten – und wie Sie Stressessen für alle Zeiten überlisten

Sie dürfen sich auf die Schulter klopfen: Die wichtigsten Schritte auf dem Weg zu Ihrem schlanken, attraktiven Ich sind Sie bereits gegangen. Die positiven Effekte, die Sie nach der Beschäftigung mit den bisherigen Kapiteln an sich bemerkt haben, sollten sich nun noch deutlich verstärken. Vielleicht stellen Sie fest, dass Sie viel entspannter in die Zukunft schauen, während die Pfunde sachte, aber kontinuierlich schwinden. Oder dass Sie viel optimistischer in die Zukunft blicken, weil Sie spüren: Ich kann schaffen, was ich will!

Die Hypnose, die Sie am Ende des vorigen Kapitels kennengelernt haben, hat schon vielen meiner Klienten – und auch schon einer ganzen Menge von Radiohörern – zum Wunschgewicht verholfen. Es kann gut sein, dass bei Ihnen bereits eine einzige Selbsthypnose-Session mit diesem Skript genügt, um nachhaltigen Erfolg zu erzielen. Besser ist es allerdings, auf Wiederholung zu setzen, bis Sie Ihre Ziele erreicht haben. Unser Unterbewusstsein liebt Wiederholungen! Dabei spreche ich nicht nur vom Skript im vorigen Kapitel, sondern von allen Ritualen und Übungen, die Sie bisher kennengelernt haben. Das, was wir immer wieder tun, hinterlässt stabile neuronale Spuren in unserem Erinnerungsspeicher. Das ist von immenser Wichtigkeit, denn für wirklich dauerhaften Erfolg müssen die neuronalen Programme, die unsere Gewohnheiten bestimmen, auch dauerhaft umgeschrieben werden: von »dicken« Gewohnheiten hin zu »schlanken«. Nur so kann unser Unterbewusstsein ungehindert darauf zugreifen.

Variation ist Trumpf

Auch ich habe mich wieder und wieder mit dem Thema »Abnehmen« befasst, bevor meine Pfunde zu schmelzen begannen und der Erfolg sichtbar wurde: In den Radiosessions, in den Sitzungen mit Klienten, in meinem Atelier und nicht zuletzt bei der Arbeit an diesem Buch. Ich habe Skripts still gelesen und an ihnen gefeilt, ich habe sie laut vorgetragen, Rituale und Meditationen ausprobiert ... Solche wiederholte Beschäftigung mit einem Thema gleicht auch aus, dass unsere Tagesform variiert. Das ist völlig normal. Nicht jeden Tag sind wir genauso wach, genauso aufmerksam und genauso aufnahmefähig wie an einem anderen. Das gilt selbstverständlich genauso fürs Unterbewusstsein. Je häufiger Sie sich also mit diesem Buch beschäftigen und je variationsreicher Sie dabei vorgehen, umso schneller wird sich der Erfolg zeigen und umso nachhaltiger wird er auch sein. Sie müssen das Buch dazu nicht immer wieder brav von A bis Z lesen. Lesen Sie nach Herzenslust quer. Blättern Sie zu Übungen, und wiederholen Sie diese. Denken Sie über den Text eines Skripts nach. Erzählen Sie anderen davon. Bei einer solchen Beschäftigung mit dem Thema werden zahlreiche Gehirnareale einbezogen, und umso selbstverständlicher werden die neuen, schlanken Gewohnheiten aktiviert.

Ein wichtiger Punkt ist, dass nicht jede Übung, jedes Ritual und jedes Skript bei jedem Menschen gleich und auch nicht gleich gut wirkt. Was den einen völlig gefangen nimmt, lässt den anderen kalt. Ich habe es schon erwähnt: Sie haben die Lizenz zum Ändern. Zum Beispiel falls Ihnen eine bestimmte Formulierung nicht zusagt. Die Wirkung der Worte ist immer auch mit der persönlichen Geschichte verwoben. Wir verknüpfen jedes Wort mit Erfahrungen, die alle in unserem Unterbewusstsein gespeichert sind und die bei Erwähnung zum Klingen gebracht werden wie eine Saite auf einem Instrument. Wenn etwa die Farbe Violett bei Ihnen einen unangenehmen Ton anschlägt, dann können Sie auch nicht mit einem Skript entspannen, in dem ein kristallklares Gefäß (Seite 159) in violettem Licht erstrahlt. In diesem Fall können Sie ganz einfach die Farbe ändern. Das gilt auch für alle anderen Skripts und Rituale.

NUR EIN PAAR MINUTEN

Es gibt eine einfache Methode, mit der Sie bei jedem Ihrer Vorhaben am Ball bleiben – nicht nur beim Abnehmen. In den Zwanzigerjahren des vorigen Jahrhunderts beobachtete die russische Gestaltpsychologin Bljuma Wulfowna Seigarnik in verschiedenen Cafés, dass die Kellner sich unglaublich viel merken konnten. Egal, wie kompliziert und ungewöhnlich die Bestellung auch war, sie wussten, wer an welchem Tisch was bekam. Wenn es ans Abrechnen ging, konnten sie sich auch nach Stunden noch genau erinnern, welcher Gast was gegessen oder getrunken hatte. Fragte man die Kellner allerdings, nachdem die Gäste bezahlt hatten, so war die Erinnerung an deren Bestellungen wie weggeblasen – die Bestellungen waren nun nicht mehr relevant. Das Gehirn der Kellner hatte das Abrechnen als Erlaubnis zum Löschen aufgefasst, um Platz zu machen für Neues.

Diese Beobachtung, dass Abgeschlossenes weniger präsent ist als nicht abgeschlossene Dinge, nennt man nach der Wissenschaftlerin Zeigarnik-Effekt[5]. Diesen Effekt können Sie für sich nutzen. Wenn Sie sich täglich nur wenige Minuten mit diesem Buch befassen, indem Sie zum Beispiel eine der Übungen machen oder Ihr Journal kontinuierlich weiterführen, registriert Ihr Gehirn ebenso wie Ihr Unterbewusstsein die Angelegenheit als laufendes Projekt. Alle neuronalen Strukturen, die damit zusammenhängen, werden dabei jedes Mal aktiviert und auf diese Weise auch stabilisiert. So werden Ihre neuen Gewohnheiten »unvergesslich« und zu Ihrer zweiten Natur. Der Rückfall in alte, ungesunde Verhaltensweisen wird damit extrem unwahrscheinlich.

Deklarationen zeigen dem Unterbewusstsein, was Sache ist

Um dem Unterbewusstsein verschiedene Wege in die Hypnose anzubieten, arbeite ich mit meinen Klienten nie nur mit einem Skript zu einem Thema. Stattdessen probiere ich weitere Skripts mit anderen Formulierungen und anderen Schwerpunkten. Eine bewährte Technik, die ich Ihnen jetzt vorstellen möchte, wende ich mit Erfolg in meinem Berliner Atelier an: Deklarationen. Mit einer Deklaration erklären Sie Ihrem Unterbewusstsein selbstbewusst, was von nun an Sache ist, und machen unmissverständlich klar, wer hier der Chef beziehungsweise die Chefin ist: Sie. Deklarationen unterscheiden sich von den meisten anderen Skripts durch die Perspektive. Hier werden Sie nicht mit »Du« angeredet. Stattdessen sind Deklarationen in der Ich-Form formuliert – genau wie Coués klassische Suggestion. Dadurch werden andere Saiten Ihrer Psyche zum Schwingen gebracht. Ähnlich wie mit dem »Ver-

---

[5] Der Name der russischen Psychologin wurde früher meist als Zeigarnik transkribiert.

trag mit mir selbst« geben Sie hier aktiv eine verbindliche Erklärung ab, die Ihr Unterbewusstsein in die Pflicht nimmt. Das macht Deklarationen besonders wirksam.

Mit einer Deklaration können Sie wie mit jedem anderen Skript arbeiten. Sie können sie aufnehmen und vor dem Schlafengehen anhören oder beim Waldspaziergang. Ungemein effektiv ist es, wenn Sie sich mit dem Skript vor einen Spiegel setzen und sich selbst in die Augen schauen. Stellen Sie die Füße hüftbreit fest auf den Boden, greifen Sie das Buch mit dem Deklarationstext mit beiden Händen. Sitzen Sie dabei aufrecht und dennoch bequem. Ihre Bauchorgane sollten nicht eingequetscht werden und Ihre Lunge die Möglichkeit zur maximalen Ausdehnung haben. Nun machen Sie zunächst die Elman-Induktion. Anschließend lesen Sie den Text der Deklaration laut und voll fokussiert. Legen Sie dabei Leidenschaft in jede Aussage. Machen Sie Pausen, und lassen Sie das soeben Gesagte sacken. Bleiben Sie voll konzentriert, und halten Sie Ihrem eigenen Blick stand. Der Blick in die eigenen Augen macht die Deklaration zu einem Versprechen an sich selbst, das enorme Zugkraft entwickeln kann. Selbstbetrug wird zu einem Ding der Unmöglichkeit und ein gesunder, schlanker Lebensstil zur Selbstverständlichkeit.

Falls Sie gerade keinen Spiegel zur Hand haben oder sich an einem öffentlichen Ort befinden, können Sie die einzelnen Aussagen auch leise lesen. Wiederholen Sie dann jede Aussage in Ruhe in Gedanken. Achten Sie hier ebenfalls auf maximales Gefühl. Sie *wollen* schlank sein. Sie *wollen* ein neues Leben mit jeder Faser Ihres Ichs. Auch bei der Beschäftigung mit Deklarationen wirken Kerzenschein und leise klassische Musik unterstützend. Sie erinnern sich: Das kitzelt die Alpha-Gehirnwellen, und die wiederum locken das Unterbewusstsein aus seinem Versteck, in das es sich im lauten Alltag gern zurückzieht.

MEINE DEKLARATION: ICH ERSCHAFFE EINEN NEUEN KÖRPER

Mit jedem Atemzug erschaffe ich einen
schlanken und gesunden Körper.
Mit jedem Atemzug werde ich
glücklicher und freier.
Ich fühle mich voller Energie,
absolut motiviert und inspiriert.

Ich esse nur noch,
wenn ich körperlichen Hunger verspüre.
Aus meinem Herzen heraus
vergebe ich mir alles,
was mich in der Vergangenheit verletzt hat.
Ich akzeptiere mich voll und ganz.
So, wie ich bin.
Ich fühle mich absolut sicher mit mir selbst.

Ich akzeptiere voll und ganz meinen Körper.
Jeden Tag und jede Sekunde
treffe ich weise und gesunde Entscheidungen.
Mein Körper ist mein Schatz.
Ich liebe mich und gönne meinem Körper nur das Beste.
Mit jedem Atemzug werde ich glücklicher und freier.

Ich vertraue voll und ganz auf die Weisheit meines Körpers.
Ich genieße meinen Körper.
Ich liebe meinen Körper, darum möchte ich ihn zum Positiven
verändern.
Ich kümmere mich jeden Tag um meinen Körper.
Ich verstehe, dass mein Körper mir dabei hilft,
meine Ideen zu verwirklichen.

Ich schätze mich wert
wie den größten Schatz in meinem Leben.
Ich verdiene es, gesund zu sein
und geliebt zu werden.
Ich weiß, dass mein geliebter Körper
das Zuhause meiner wunderbaren Seele ist.

Ich verdiene es, ein Leben voller Liebe zu leben.
Ich benutze meine Gedanken,
um meine Wirklichkeit neu zu erschaffen.
Ich liebe meinen Körper.

Atmen heißt Entspannen.
Atmen heißt Entspannen.

Verwechseln Sie nicht Erfolg mit dessen Resultat

Sie sind vermutlich mit Elan und Optimismus in dieses Programm gestartet. Doch gerade beim gesunden Abnehmen gibt es eine besondere Schwierigkeit: Es funktioniert nicht von heute auf morgen. Während Raucher, die dem Glimmstängel Adieu sagen, ihren Erfolg immer daran bemessen können, dass sie eben nicht mehr rauchen, warten Abnehmwillige auf sichtbare Erfolge an ihren Speckpolstern. Dabei machen sie einen Denkfehler und legen das Augenmerk genau auf das Falsche.

Bitte führen Sie sich vor Augen: Ihr Erfolg besteht nicht in verlorenen Kilos! Die schmelzen von ganz allein als Folge Ihres eigentlichen Erfolgs. Und der besteht im Implementieren neuer schlanker und entspannender Verhaltensweisen und Gewohnheiten in Ihren Alltag. Das ist es, was Sie schaffen, Tag für Tag! Etwas ganz Großartiges! Sie ganz allein! Ich helfe Ihnen zwar dabei, aber Sie sind die treibende Kraft, und darauf können Sie verdammt stolz sein! Denken Sie an die Wanderung: Genießen Sie den Weg! Freuen Sie sich, dass Sie losgelaufen sind und Ihr Leben nun endlich in die Hand nehmen.

Wenn Sie Ihr Vorhaben spielerisch und mit Neugier angehen, beugen Sie Frust vor: Machen Sie mit, und beobachten Sie, was passiert. Wie Ihr Körper auf Ihren Geist reagiert – und umgekehrt. Wie Sie besser entspannen. Wie sich Ihre Routinen ändern. Natürlich ist es wichtig, das Ziel im Hinterkopf zu behalten. Doch krampfhaft darauf zu starren und es nicht abwarten zu können, dort anzukommen, vergällt die Lust, den Weg dorthin zurückzulegen. Wie früher, wenn man sich vor Sehnsucht nach den großen Ferien verzehrte und die Zeit bis dorthin unendlich lang wurde, weil das Jetzt nur als Hindernis angesehen wurde. Dabei ist das Jetzt der Weg, der Sie zum Ziel führt. Tag für Tag. Schritt für Schritt.

So einfach ist das: Konstruktiv mit Durchhängern und Rückschlägen umgehen

Auch wenn Sie meine Tipps im vorigen Abschnitt beherzigen, kann es vorkommen, dass etwas passiert, was sich für Sie wie eine Niederlage anfühlt. Dass Sie bei einer feucht-fröhlichen Geburtstagsfeier sämtliche schlanken Gewohnheiten vergessen und am Büfett reinhauen. Dass der Zeiger auf der Waage beim wöchentlichen Wiegen plötzlich wieder nach oben wandert, statt weiter kontinuierlich nach unten. Dass ein neues Projekt all Ihre Kräfte bündelt und Sie ins alte Stressfuttern zurückfallen. Dass Sie beim Gang auf den Weihnachtsmarkt Lebkuchen und Glühwein nicht widerstehen können. Dass Sie Ihr Etappenziel nicht erreicht haben.

Und so weiter.

So etwas kann passieren. Das ist völlig normal und überhaupt kein Drama. Tragisch wäre es nur, wenn Sie jetzt die

Flinte ins Korn werfen, weil Sie sich sagen, dass das mit dem Abnehmen ja doch nicht klappt. Das ist Unsinn! Erinnern Sie sich: Sie machen hier keine Diät! Alles ist erlaubt! Nur eines nicht: Aufgeben. Beginnen Sie damit, den Status quo zu akzeptieren. Sie haben jetzt also ein- oder zweimal mehr gegessen, als Sie sich vorgenommen hatten. Na und? In dem Moment war es vielleicht das, was Ihnen aus einer Stresssituation herausgeholfen hat. Völlig legitim. Genauso wie die Extraportion des superleckeren Weihnachtsbratens und die zwei Extragläser Wein, während Sie mit Geschwistern oder Freunden den Abend verquatscht haben.

Hören Sie auf, gedanklich auf sich selbst einzuschlagen, weil Sie sich als Versager fühlen – die Gedankenumwandlungsübung von Seite 26 hilft hier effektiv. Anschließend machen Sie weiter, wie Sie es sich vorgenommen hatten. So einfach ist das. Beginnen Sie damit, Ihre nächsten Etappenziele neu zu justieren. Wenn der Grund Ihres vorübergehend steigenden oder stagnierenden Gewichts nicht die eine Party oder das Weihnachtsessen war, überlegen Sie, was sich in letzter Zeit geändert hat. Sind Sie vom fünften Stock ohne Fahrstuhl in eine Wohnung im Erdgeschoss gezogen? Ist es Winter geworden, und Sie fahren mit der U-Bahn statt mit dem Rad zur Arbeit? Bereits winzige Änderungen im Lebensstil können einen merklichen Einfluss auf Ihre Energiebilanz haben. Um das Ruder wieder auf Kurs zu bringen, müssen Sie oft lediglich leicht in die andere Richtung an den Schrauben drehen. Setzen Sie sich dazu noch einmal mit Kapitel sechs auseinander. Wiederholen Sie das Interview mit Ihrem Unterbewusstsein. Und dann vergessen Sie Ihre vermeintliche »Niederlage«, und leben Sie im Jetzt – dem einzigen Ort, an dem Veränderung möglich ist.

So werden Sie zum Fels in der Brandung

Oft hat verlangsamte oder stagnierende Gewichtsabnahme mit Stress zu tun. Vielleicht haben Sie ganz relaxt im Urlaub begonnen, sich mit diesem Buch zu befassen, und jetzt, wo Sie wieder zu Hause sind, fühlen Sie sich wie von der Dampfwalze überrollt. Der Chef häuft Berge von Arbeit auf Ihren Tisch. Ein Angehöriger ist krank geworden, und Sie müssen ihn oder sie pflegen. Die Familie zerrt in die eine Richtung, der Job in die andere. Egal, was genau passiert, irgendwie haben Sie das Gefühl, fürs Abnehmen gerade keinen Kopf zu haben. Dabei kann Sie gerade die Beschäftigung mit den entspannenden Ritualen, Übungen, Meditationen und Hypnose-Skripts, die ich Ihnen in diesem Buch vorstelle, wunderbar durch stressige Zeiten tragen – und natürlich nebenbei Ihrer Figur zugutekommen.

In meinen Seminaren übe ich mit den Teilnehmern immer mit großem Erfolg eine Hypnose, die mit dem Stress umgeht, als sei er ein Gegner in einer asiatischen Kampfsportart. In der asiatischen Kampfkunst nutzt man die Energie des Angreifers, um ihn außer Gefecht zu setzen. Genauso funktioniert diese Hypnose: Die negative Energie Ihrer individuellen Stressauslöser wird automatisch in eine positive, entspannende Erfahrung verwandelt. Wenn Sie diese Hypnose regelmäßig üben, werden Sie im wahrsten Sinne des Wortes stressresistent. Egal, was passiert, Sie bleiben gelassen. Der Fels in der Brandung, durch nichts aus der Ruhe zu bringen.

Zur Vorbereitung möchte ich Sie bitten, einmal zu überlegen, welche Farbe Sie besonders gut entspannt. Schauen Sie sich unterschiedliche Farben auf einer Farbskala an, und beobachten Sie Ihre Reaktion. Die meisten Menschen entspannen besonders gut mit Blau- oder Grüntönen, aber auch Violett oder Rosa stehen hoch im Kurs. Andere lieben Orange, weil es sie an wunderschöne Sonnenuntergänge erinnert, oder sie lieben die positive Ausstrahlung der Farbe Gelb. Nur Rot sollten Sie meiden. Diese Signalfarbe versetzt uns Menschen automatisch in Alarmbereitschaft, das steckt in unseren Genen.

Im zweiten Schritt überlegen Sie sich einen Klang, den Sie mögen und der Sie auch bei längerem Hören nicht nervt. Das können Naturgeräusche wie Meeresrauschen oder auf ein Fenster prasselnder Regen sein, das Zwitschern von Vögeln oder auch das Schnurren einer Katze. Auch unaufdringliche, klassische Musik oder ein ruhiges Jazzstück, das Sie gut kennen, können sich hier eignen. Wichtig ist, dass Sie diesen Klang vor Ihrem inneren Ohr aus der Erinnerung heraus erschaffen können – ohne Unterstützung von digitalem Player oder Stereoanlage.

Vor der Hypnose machen Sie bitte die Elman-Induktion oder die Schritte eins bis drei aus der Gedankenumwandlungsübung aus Kapitel eins. Sollten Sie das Skript aufnehmen, können Sie auch eine Induktion durch Rückwärtszählen einfügen. Dazu verwenden Sie einfach den Beginn des Hypnose-Skripts aus dem vorigen Kapitel.[6] Aussagen, die nur relevant werden, wenn Sie den Text aufnehmen oder sich vorlesen lassen, setze ich wieder in Klammern.

---

[6] Die Induktion reicht vom Beginn des Skripts bis zu den Worten »Zustand der tiefen Hypnose«.

DAS FEUERWERK[7]

Mach die Augen zu.

Entspann dich.

Stell dir deine Farbe vor, die Farbe, die dich entspannt.

Stell dir vor, du sitzt in einem weißen Raum.

Die Wände sind weiß.

Der Boden ist weiß.

Der Stuhl, auf dem du sitzt, ist weiß.

Schau dich einen kleinen Moment um.

Du fühlst dich hier sehr wohl.

Mit jedem Geräusch, das du hörst, fühlst du dich wohler in diesem weißen Raum.

(Mit jedem Wort, das ich sage, kannst du noch mehr entspannen.)

Nun kannst du plötzlich eine Projektion an allen Wänden um dich herum sehen, die Projektion eines Feuerwerks.

Dieses Feuerwerk ist ganz bunt.

Nun kommt das Geräusch des Feuerwerks hinzu.

Es ist laut, und es kracht, direkt um dich herum.

Ganz nah explodiert das Feuerwerk in allen Farben.

Du schaust das Feuerwerk an.

Es wird lauter und lauter, es knallt, und es explodiert.

---

[7] Diese Visualisierung finden Sie ebenfalls in meinem Buch »Du kannst schaffen, was du willst. Die Kunst der Selbsthypnose«. Dort finden Sie auch noch weitere effektive Methoden zur Stressreduktion und lernen, wie Ihnen Selbsthypnose helfen kann, jedes gesteckte Ziel zu erreichen.

Es ist ein sehr schönes Feuerwerk, aber auch ein sehr lautes Feuerwerk.
Es explodiert und knallt.

Nun möchte ich, dass du dir vorstellst, wie dieses Feuerwerk die Farbe verändert.
Es färbt sich komplett in der Farbe, die du als entspannend empfindest.
Stell dir das genau vor.
Das Feuerwerk explodiert nur noch in dieser einen Farbe.
Um dich herum ist allein diese Farbe.

Es knallt immer noch, aber die Farbe ist jetzt da und entspannt dich.
Ein entspannendes Gefühl durchströmt dich bei diesem Anblick.

Nun stell dir vor, wie der Klang sich verändert.
Es knallt nicht mehr, zu hören ist dein Klang.
Der Klang, der dich entspannt.

Das Feuerwerk strahlt in deiner Farbe, und es macht das Geräusch, das dich unendlich entspannt.

Nun stell dir vor, wie diese Farbe, wie dieser Klang abstrahlen von den Wänden.
Wie diese Farbe, dieser Klang den ganzen Raum erfüllen.
Wie die Farbe und der Klang in dich eindringen.

Diese Entspannung, diese Farbe, dieser Klang erfüllen deinen ganzen Körper.
Du spürst nun, wie du selbst anfängst zu leuchten in dieser entspannenden Farbe.

Wie dieser entspannende Klang in dir schwingt und dich noch mehr entspannt.
Du strahlst in dieser wunderbar entspannenden Farbe.

Du spürst, wie du klarer und klarer denken kannst.
Wie du vollkommen entspannt bist.
Du spürst Klarheit im Geist, im Körper, der in dieser Farbe strahlt, der in diesem Klang schwebt.
Vollkommene Entspannung.
Absolute Klarheit.

Und während du jetzt in dieser Farbe bleibst und als diese Farbe strahlst
und dieser Klang in dir schwingt,
siehst du, wie außerhalb von dir das Feuerwerk wieder bunt wird.
Außerhalb von dir beginnt es wieder zu knallen.
Aber du spürst, wie du innerlich weiter in deiner Farbe strahlst und in deinem Klang bleibst.

Von diesem Moment an weißt du:
Wenn um dich herum auch noch so groß und laut ein Feuerwerk abgeht,
wenn es noch so laut knallt,
du leuchtest ruhig und entspannt in deiner Farbe.

Du spürst, wie du entspannst,
wie du klar denken kannst,
wie der Klang in dir,
die Schwingung in dir ist.

Nun lass das Feuerwerk um dich herum noch lauter werden.
Spüre, wie du dabei noch entspannter wirst, wie du in deiner Farbe bist.

Das Feuerwerk um dich herum verschwindet nun langsam,
wird ausgeblendet.
Du bleibst noch einen Moment in deiner Farbe, in diesem
Strahlen, in diesem Klang.

Und während das Feuerwerk außerhalb von dir verschwindet,
nehmen auch die Farbe und der Klang in dir langsam ab,
Werden schwächer, leiser,
bis du ganz ruhig im weißen Raum sitzt.

Und von diesem Moment an, jedes Mal, wenn du in einer
stressigen Situation bist, es um dich herum kracht,
ein Feuerwerk abgeht,
dann musst du nur die Augen schließen, und du spürst wieder,
wie du selbst erstrahlst in dieser Farbe,
wie der Klang in dir schwingt,
wie du vollkommen entspannt bist.

Ich zähle jetzt bis drei, und
bei drei öffnest du gleich deine Augen
und bist wieder zurück im Hier und Jetzt,
fühlst dich vollkommen wohl,
vollkommen entspannt,
absolut ausgeruht,
voller Energie.

Eins, atme tief ein,
Fülle den ganzen Körper mit Sauerstoff.

Zwei, Puls und Blutdruck normalisieren sich.

Drei, Augen auf und strecken.

Der Schlüssel zum Glück

Liebe Leserin!
Lieber Leser!

Der römische Philosoph Seneca hat einmal gesagt: »Es ist nicht zu wenig Zeit, die wir haben, sondern es ist zu viel Zeit, die wir nicht nutzen.«

Ich möchte Ihnen gratulieren: Statt weiter unzufrieden zu sein und in einem Zustand zu verharren, der Ihnen nicht gefällt, haben Sie Ihre Zeit genutzt. Sie haben sie für das Wichtigste eingesetzt, was es gibt: Dafür, Ihr Leben – Ihre Realität – bewusst zu gestalten. Aus eigener Kraft und weil Sie selbst es so wollten. Das ist keine kleine Sache. Sie haben Verhaltensweisen, die Ihnen in der Vergangenheit geschadet haben, losgelassen und durch Neues, Positives ersetzt, das Ihr Leben bereichert. Vielleicht haben Sie erst vor ein, zwei Wochen angefangen und sehen im Spiegel bisher noch nicht viel, aber Sie spüren es: Etwas ist im Gange, das wird. Und dann haben Sie Ihr schlankes Ich vor Augen und wissen, dass Sie genau dort ankommen werden.

Hier geht es aber nicht nur ums Abnehmen.

Hier geht es darum, ab sofort zu wissen: Ich kann schaffen, was ich will – wenn ich nur will! Wenn Sie das einmal begriffen haben, halten Sie den Schlüssel für ein erfülltes und wunderschönes Leben in der Hand. Denn egal, was in Ihrem Leben geschieht, egal, wie sich die äußeren Gegebenheiten verändern – Sie surfen obenauf, statt sich von den Wogen hin und her treiben zu lassen. Sie lassen sich nicht mehr von einem Zuckerstück in einer Kokosnussschale verführen. Sie haben die Wahl. Sie haben die Kontrolle. Nutzen Sie sie.

Ich wünsche Ihnen dafür alles Gute!

Ihr Jan Becker

Literaturauswahl

Abel, Millicent H.: *An Empirical Reflection on the Smile*. Edwin Mellen Press 2002

Alam, Murad; Barrett, Karen C. et al.: »Botulinum toxin and the facial feedback hypothesis: can looking better make you feel happier?« In: *Journal of the American Academy of Dermatology*, Vol. 58, Nr. 6, 1061 – 1072, 2008; doi: 10.1016/j.jaad.2007.10.649

Becker, Jan: *Du wirst tun, was ich will. Hypnose-Techniken für den Alltag*. Piper 2012

Becker, Jan: *Das Geheimnis der Intuition. Wie man spürt, was man nicht wissen kann*. Piper 2014

Becker, Jan: *Du kannst schaffen, was du willst. Die Kunst der Selbsthypnose*. Piper 2015

Cialdini, Robert Beno: *Die Psychologie des Überzeugens*. Hogrefe 2013

Cojan, Yann et al.: »The brain under self-control: modulation of inhibitory and monitoring cortical networks during hypnotic paralysis«. In: *Neuron*, Vol. 62, Nr. 6, 862 – 875, 2011; doi: 10.1016/j.neuron.2009.05.021

Coué, Emile: *Autosuggestion. Wie man die Herrschaft über sich selbst gewinnt*. AT Verlag 2012

Duhigg, Charles: *Die Macht der Gewohnheit*. Berlin Verlag 2012

Gabriel, Gerald: »Hans Selye: The Discovery of Stress«; zu finden unter: http://brainconnection.brainhq.com/2013/04/05/hans-selye-the-discovery-of-stress/

Hanussen-Steinschneider, Erik Jan: *Das Gedankenlesen/Telepathie*. Walheim-Eberle 1920

Epel, Elissa S.; McEwen, B. et al.: »Stress and body shape: stress-induced cortisol secretion is consistently greater among women with central fat«. In: *Psychosomatic Medicine*, Nr. 62, 623 – 632, 2000

Epel, Elissa S.; Lapidus, R. et al.: »Stress may add bite to appetite in women: a laboratory study of stress-induced cortisol and eating behavior«. In: *Psychoneuroendocrinology*, Nr. 26, 37 – 49, 2001

Hirschi, Gertrud: *Moment mal! Neue Lebensfreude mit Mudras, Mantras und Meditation*. Königsfurt-Urania 2013

Leinninger, G. M. et al.: »Leptin Acts via Leptin Receptor-Expressing Lateral Hypothalamic Neurons to Modulate the Mesolimbic Dopamine System and Suppress Feeding«. In: *Cell Metabolism*, Nr. 10, 89 – 98, 2009

Marniemi, Jukka; Kronholm, E. et al.: »Visceral fat and psychosocial stress in identical twins discordant for obesity«. In: *Journal of Internal Medicine*, Nr. 251, 35 – 43, 2002

Newberg, Andrew; Waldman, Mark Robert: *Words can change your brain*. Penguin 2014

Peters, Achim: *Mythos Übergewicht*. btb 2014

Peters, Achim: *Das egoistische Gehirn*. Ullstein 2011

Wallerius, S.; Rosmond, R. et al.: »Rise in morning saliva cortisol is associated with abdominal obesity in men: a preliminary report«. In: *Journal of Endocrinology Investigation*, Nr. 26, 616 – 619, 2003

Watzlawick, Paul: *Anleitung zum Unglücklichsein*. Piper 2005

Verzeichnis der Übungen und Skripts

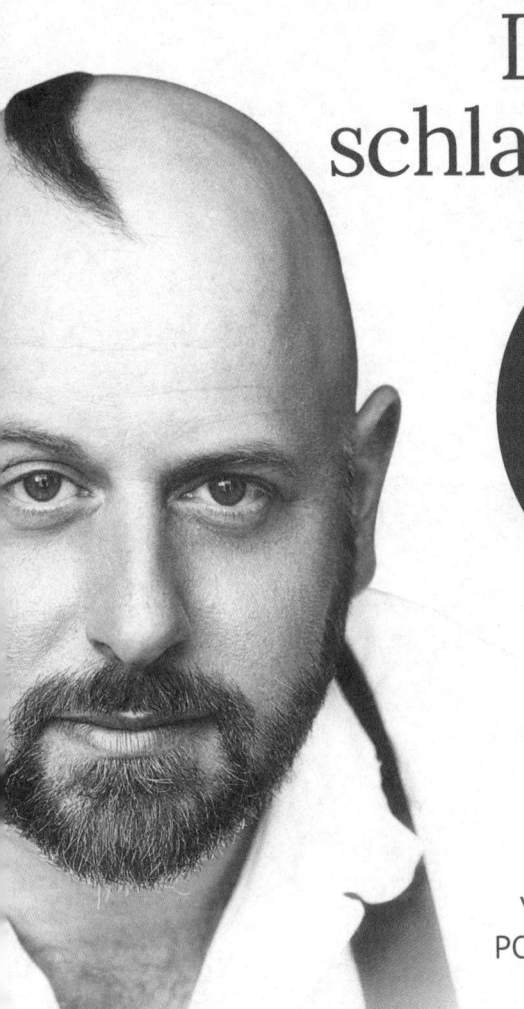
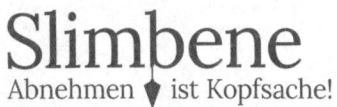

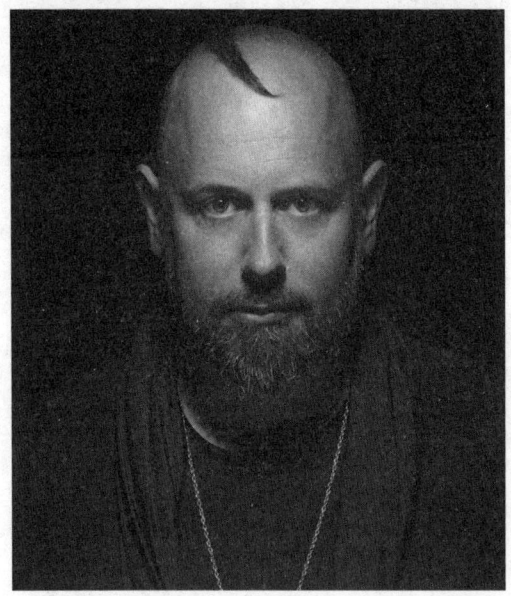

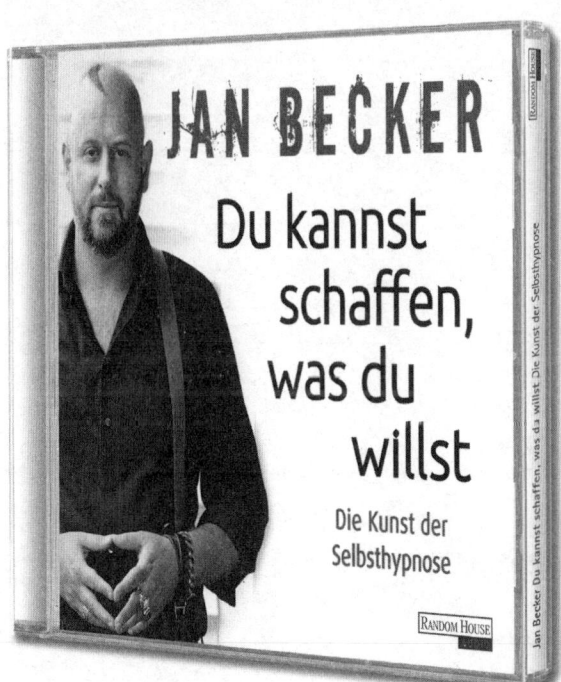
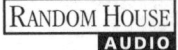